認知症の人の主観に迫る

PERSON-CENTRED CARE

真のパーソン・センタード・ケアを目指して

山口晴保＋北村世都＋水野 裕

協同医書出版社

装幀　岡　孝治

まえがき

本書は、タイトルの通り、「真のパーソン・センタード・ケアを行うためには認知症の人の主観をしっかり受け止めることが必須」というスタンスに立ち、本人の主観を把握するためのスキルを、三人の筆者の観点から解説します。

第1章では、「介護者が認知症の人が感じている世界を理解し、受け入れ、ケアに活かしていく」という難問に応えるべく、メタ認知（認知の認知）、自己モニタリング（行動を制御するために自己の認知を分析）、病識（自分の障害の把握）、視点取得（客観視）などの認知機能を解説します。

認知症ケアの現場では、相手の気持ちに寄り添う共感的態度が求められますが、単に「かわいそう」といった介護者側の感性で対応しているだけ（自己志向の共感）では、介護者自身も疲れ果ててしまいます。認知症の人との絆、良好な関係性を築き、穏やかな気持ちで本人の望むことを汲み取ったケアを実践するため必要な「共感」について、第2章で解説します。情動的共感と認知的共感など、共感に関する知識は認知症ケアに携わる者を助けてくれます。そして、共感が

認知症の人の主観に迫る

真のパーソン・センタード・ケアを目指して

《キーワード》

メタ認知、自己モニタリング、病識、病感、視点取得、認知的共感（推測）、情動的共感、サイン、心理的ニーズ、真のパーソン・センタード・ケア

第１章	第２章	第３章
認知症の人が感じている世界を知る	ケアに役立つ共感のあり方を理解する	認知症の人の経験を探る
山口晴保	北村世都	水野 裕

《アウトカム》

認知症の人を一人の人間として認め、尊重し、いつまでも笑顔で暮らし続けることができるようにケアすること、そして、ケアする側も笑顔でいられること

苦手な人でも、知識の積み重ねによって上手なケアができることを示しています。

パーソン・センタード・ケアの実践にあたっては、「本人の気持ち（主観）」を理解することが必須となります。その場で感じる雰囲気から相手の内面を判断するのではなく（共感が正しいとは限らない）、表情と行動、行為というサインをもとに、心理的ニーズというある種の根拠に基づいて、その人がいまどのような経験をしているかという本人の主観に迫ろうとするわけです。しかし、本人の気持ちは推測するしかなく、また、認知症であるがゆえに健常者とは違う世界観の

中で生きている本人の気持ちを推測することは容易ではありません。だからこそ、「サインを観察して推測」の繰り返しが、その人の主観に〝迫る〟という真の意味です。ここを誤ると、えせパーソン・センタード・ケアになってしまいます。この点について、第3章で詳しく解説します。

認知症ケアの現場においては、パーソン・センタード・ケアの理念である『心理的ニーズを満たすことで「その人らしく」暮らせるようにケアすること』に則り、認知症の人とケアする側が、共に一人の人間として認められ、互いを尊重し合い、いつまでも共に笑顔で過ごせるようにケアすることが求められています。この、真のパーソン・センタード・ケアの理解を深め、その普及を図ることが本書の目的です。そのため、なるべく平易な解説を試みました。明日からのケアに役立ててもらえたら嬉しいです。

筆者を代表して　山口晴保

本書は、２０１９年５月に京都で開催された第20回日本認知症ケア学会大会の自主企画「認知症の人の主観にどう迫るか」をもとに加筆・再構成したものです。アルツハイマー型認知症以外の認知症についてふれるときはそのタイプを明記していますが、「認知症」とのみ表記している場合は、主にアルツハイマー型認知症を指しています。

目次

第2章　ケアに役立つ共感のあり方を理解する　北村世都　37

第3章　認知症の人の経験を探る　水野 裕　79

第1章

認知症の人が感じている世界を知る

山口 晴保

アルツハイマー型認知症の人と話していて、「あれ、何か変だな」と感じたことはありませんか？「困っていらっしゃることは？」と尋ねても、さらっと「何もありませんよ」とニコニコ笑顔……。なんのためらいもなく答えるので聞いたほうは信じてしまいがちですが、家族は大いに困っているというのが実態です。

どうして認知症の人はこうした態度を見せるのでしょうか。それを理解するキーワードが「メタ認知」「自己モニタリング」「病識」と「視点取得」です。認知症の本人が感じている世界を理解するには、介護する側がその人の心の内を推測する（視点取得）しかありません。そのとき、自分の脳の状態をモニタリングする機能である〝メタ認知〟についての知識や、自分の病気や障害への自覚度を表す〝病識〟に関する理解があると役立ちます。ただし、相手の頭の中がわかったような気になっても、それはあくまでも推測であり、正しいとは限らないという介護者側の自覚も同時に大切です。メタ認知、自己モニタリング、病識や、視点取得について知ることは、パーソン・センタード・ケアに必須です。

表1-1　認知とメタ認知

レベル	認知の対象	写真を見たとき	
認知	物体	これはコップだ	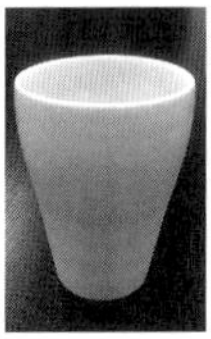
メタ認知	認知（判断）	「コップだ」という判断は正しい？取っ手が裏にあるカップかも？	

山口晴保©

メタ認知と自己モニタリング

まずは「メタ認知」という言葉から見ていきましょう。ギリシャ語に由来する「メタ（meta）」は、「超」や「高次」などの意味をもたせる接頭語です。よって、「メタ認知（meta-cognition）」とは、「認知（cognition）」の頭にメタがつくことで、「より高次の認知」や「認知を超えた認知」という意味になります……という説明では、よくわかりませんね。

そこで、一つ、わかりやすい例を示します。**表1-1**に示された写真を見て、「これはコップだ」と判断するのは〝認知〟です。そして、この「『これはコップだ』という私の判断」は正しいだろうかと推論するのは〝メタ認知〟です。つまり、認知の対象が物体だと私たちが普通に行っている認知（判断）であり、そうした自分の認知（判断）を対象にした場合はメタ認知（判断のチェック）になるわけです（**表1-1**）。

メタ認知は、アメリカの心理学者であるフラベルが、１９７０年代に子どもの発達の研究から「認知現象に関する知識と認知（knowledge and cognition about cognitive phenomina）」という概念だと提唱し、主に教育学の分野で研究・活用されてきました。[*1] フラベルは、幼稚園の年少組と年長組で自己のパフォーマンス予測の正確度を比較する研究を行っています。いくつかの単語を記憶する課題です。年少児は「ボク全部覚えたよ」と言って答え始めるのですが、回答に間違いがある、つまり予測が不正確でした。一方、年長児は「ボク全部覚えたよ」と言うと、その回答は完璧でした。年少児よりも年長児のほうが、自分の記憶に関する認知（推測や判断）が正確である、つまり、メタ認知がより発達しているとわかったのです。

以上のように、メタ認知は「認知を認知する（cognition about cognition）」こと、あるいは「（自分が）知っていることを知っている（knowing about knowing）」ことを表すわけです。

メタ認知とその働きについて、三宮真智子氏は、『人間には、認知活動それ自体を対象として認知する心の働きがある。これがメタ認知と呼ばれるものである。メタ認知を働かせることにより、私たちは、自分の判断や推理、記憶や理解など、あらゆる認知活動にチェックをかけ、誤りを正し、望ましい方向に軌道修正することが可能になる』と書いています。[*2] 自分の判断や推理な

表1-2　メタ認知の分類

分類		いつ？	内容	例
メタ認知的知識		行動前（行動中も）	経験から獲得した事前の知識	「正面から視線を合わせると意思疎通しやすい」という知識
メタ認知的活動	メタ認知的モニタリング	行動中	行動の評価	自分の立てた方略（ケアがうまくいく作戦）のチェック
	メタ認知的コントロール	行動中	行動の調節	ケアがうまくいくよう次の手を打つ（アクション）

どの認知にチェックをかけて自分の行動を修正することに必須なのがメタ認知だとわかります。

このメタ認知は、一般的に「メタ認知的知識」と「メタ認知的活動」の二つに分けられます（**表1-2**）[*2・3]。メタ認知的知識は、課題の特性について事前に知っている知識で、言葉で表すことができます。自己の認知活動（記憶や思考など）の検証、制御を通して得た、人間の認知特性や遂行する認知課題、認知の方略についての知識で、一般に他者と共有できる内容をもつものです。一方、メタ認知的活動は、主に行動中のメタ認知です。行動中のメタ認知的モニタリングと、それに基づいて行動を調節すること（メタ認知的コントロール）、の両者を含みます。私たちは行動しながら、「これでいいだろうか？」と絶えず自身にフィードバックしたり（メタ認知的モニタリング）、実行中の計画を修正したりしています（メタ認知的コントロール）。

認知症ケアの現場を振り返ってみましょう。例えば、認知症の人の着替えを行うときのことを思い浮かべてみてください。「認知症のケアを行うにあたっては正面から目を合わせて話しかけることが大切」「認知症の人は理解のスピードが遅いからゆっくり話したほうがよい」などのメタ認知的知識をもとに、「これから着替えましょう」と正面からゆっくり話しかけました。しかし、相手はうなずいてくれません。自分のアプローチがうまくなかったから失敗したのかなと反省します（メタ認知的モニタリング）。そこで次は、「身ぶりで示すと認知症の人は理解しやすい」というメタ認知的知識を使って、もう一度、身ぶりを交えて話しかけました（メタ認知的コントロール）。すると、相手はうなずきました。成功！　自分の作戦はよかったと判断できます（メタ認知的モニタリング）。このように、メタ認知的モニタリングとメタ認知的コントロールが循環することでよい結果が生まれます。実は、認知症ケアの上級者が意識せずに当たり前にやっているケアの中に、メタ認知があるのです。

虫明元氏は、メタ認知とは「自己の認知活動である知覚、情動、記憶、思考などに関して、その状態を自身でモニタリングして、評価さらには制御する過程」（傍点筆者）を表すとしています。[*3]このように、メタ認知しているのは「私」で、認知の対象も「私＝自己（self）の認知」が基本です。ちなみに、認知の対象が「他者の認知」でも、その認知をしているのは自己なので、「他者の認知を私が認知すること」は自己の認知活動の一部で、これもメタ認知に含まれるとする考え方もあります。[*2]ただ、認知症ケアでは「自己モニタリングの障害＝病識低下」が重要なテーマとなるため、本書では、認知の対象が「私（自己）の認知」であるときには、「メタ認知」ではなく、「自己モニタリング」という用語を使います。そして、「他者の認知の認知」に関しては「他者モニタリング」とし、両者を区別して解説していきます。

ここで、自己モニタリングと他者モニタリング、メタ認知的コントロールについて、具体例で理解を深めましょう。「認知症のケアについていろいろ教えてください」とあなたが家族介護者のAさんに依頼されたとき、「いいですよ」と答えるか、それとも「私よりも詳しいスタッフのBさんを紹介します」と答えるかを考えると思います。つまり、返答する前に、まずは、自分（あなた）がAさんの認知症ケアについての質問に答えられそうかどうか、自分の知識量について評価します（自己モニタリング）。同時に、AさんとBさんの知識量を推測し（他者モニタリング）、それと自分の知識量を比較して、最終的に導き出した自分の判断は正しいだろうかとチェックするわけです（自己モニタリング）。そして、判断した結果をAさんに伝える行動がメタ認知的コントロールです。この、3者の知識量の評価・比較からAさんに伝える行動を起こすところまでを含めた一連の動きが「メタ認知的活動」となります（**表1-2**）。先ほど挙げた認知症の人の着替えの例で見たように、適切な結果を生み出すためには、メタ認知的モニタリングとメタ認知的コントロールを循環させることが大切です。

自己モニタリングと病識低下

前項で一つめのキーワードである「メタ認知」について見てきました。ここからは、「自己モニタリング」の理解を通して、認知症の人が感じている世界をとらえていきたいと思います。

メタ認知の根幹をなす自己モニタリングは、状況に応じて適切な行動や方法を選ぶなど、社会の中で適応的に生活する上でとても大切な認知機能です。冒頭で紹介した、認知症の人に困っていることを尋ねても「何もない」と答えるエピソードのように、認知症、特にアルツハイマー型認知症では、自己モニタリングの障害が、病識（病気に対する自覚）の低下として高頻度に、早い時期から現れます。

この「病識低下」という言葉の由来は、バビンスキー反射で有名なフランスの神経学者バビンスキーが言い出した病態失認（anosognosia）です。運動麻痺のある人が自分の麻痺を否認するところから、病識欠損ともいわれます。自分の状態を客観視できていない、自分の病気に対する自覚が落ちている、つまり自己モニタリングがきちんと機能していないことから起こります。なお、詳細は「病識と病感」の項で後述しますが、認知症の人の病識は完全に失われているわけではなく、不完全になっていることが多いので、病識欠損や病識欠如という言葉は使わずに、〝病識低下〟を用いるのがよいと筆者は考えています。

アルツハイマー型認知症で自己モニタリングの障害が比較的早期から出現するのには理由があります。人間の発達を見ると、生まれてからなるべく早く獲得することが必要な、身体の運動機能や感覚機能（ものを見たり、話を聞いたりする機能など）が先行します。そして、人間に特徴的な高次の認知機能は、思春期にかけてゆっくり発達していきます。アルツハイマー型認知症の脳病変が早期からたくさん出てくる部位は、まさにこの「人間らしさ」の源となる高次の認知機能を受けもつ前頭連合野や頭頂連合野、側頭連合野なのです。自己モニタリングは前頭連合野内側面と頭頂連合野内側面が主に関与しているために、アルツハイマー型認知症では比較的早期からその機能が低下します。一方、手足を動かすといった運動機能に関係する脳部位（発達が先行

表1-3　アルツハイマー型認知症の日常生活機能に基づく重症度（FAST）

ステージ	臨床診断	特　　徴	機能獲得年齢
1	正常成人	主観的にも客観的にも機能障害なし	成人
2	正常老化	もの忘れや仕事が困難の訴え、他覚所見なし	
3	境界域	職業上の複雑な仕事ができない	若年成人
4	軽度AD	パーティーのプランニング、買い物、金銭管理など日常生活での複雑な仕事ができない	8歳～思春期
5	中等度AD	TPOに合った適切な洋服を選べない 入浴させるために、なだめることが必要	5～7歳
6a	やや重度AD	独力では服を正しい順に着られない	5歳
b	同上	入浴に介助を要す、入浴を嫌がる	4歳
c	同上	トイレの水を流し忘れたり、拭き忘れる	48か月
d	同上	尿失禁	36～54か月
e	同上	便失禁	24～36か月
7a	重度AD	語彙が5個以下に減少する	15か月
b	同上	「はい」など語彙が一つになる	12か月
c	同上	歩行機能の喪失	12か月
d	同上	座位保持機能の喪失	24～40週
e	同上	笑顔の喪失	8～16週
f	同上	頭部固定不能、最終的には意識消失	4～12週

AD：アルツハイマー型認知症　（筆者訳）

この表から、アルツハイマー型認知症の進行ステージが進むと、機能獲得年齢欄が若くなっていき乳児レベルに至ること、つまり「アルツハイマー型認知症の進行過程は発達過程を逆行すること」がわかる。

する一次運動野）はアルツハイマー型認知症の病変ができにくいことから、重度になるまで機能が保たれます。こうしたアルツハイマー型認知症の進行過程を理解するには、Functional Assessment Staging of Alzheimer's Disease（FAST）[*4]が非常に有用です（**表1-3**）。アルツハイマー型認知症の経過は小児の発達を逆行することがよくわかります。

自己モニタリングの評価

ここでは、二つの評価法を通して、自己モニタリングについての理解を深めていきたいと思います。

（1）予測誤差による評価

ここで簡単な記憶テストに挑戦しましょう。前掲の幼稚園児の記憶テスト課題と同様です。自己モニタリングがどのような状態にあるのかを評価するための一つの方法が、問題を見てどのくらいできるかという予測の正確性を確かめることです。まず、**図1-1**に示された15個の単

時計	リス	カツオ	スカート	豆腐
中学	モモ	マグロ	トースト	眼鏡
財布	トラ	マンガ	ベーグル	老人

15 個の単語のうち、いくつ覚えられましたか？
予測した数から実際に覚えた数を引いてください。

予測数－覚えた数＝
＋2 以上の人‥‥過大評価 → 病識低下
±1 の人‥‥‥‥正しい自己評価
－2 以下の人‥‥過小評価 → 病識過剰

山口晴保©

図 1-1　自己モニタリングの程度を測る記憶テスト

語を30秒間のうちに何個覚えられるかを予測して、その数を控えておいてください。続けて、30秒間でできるだけたくさん記憶する作業へと進みます。

はい、時間です。30秒間でいくつ覚えられましたか？　実際に覚えた数を、先ほどの予測した数と比較してください。両者がほぼ合致すれば、自分の記憶力に関する自己モニタリングが正しく働いていることがわかります。多少の誤差はあるにしても、自分の記憶力はだいたいこのくらいだというふうに予測ができている状態です。

ところが、アルツハイマー型認知症の人に実際にやってもらうと、「こんなの簡単だよ～！」と言っていたのに全然できないことが多いです。自分の認知機能低下の程度を正しく把握できていない、つまり、自己モニタリングがうまく機能していないことがわかります。あとで詳しく説明しますが、こうした評価は「病識」（病気に対する自覚）の程度を判断する方法の一つです。自分の能力を過大評価していると「病識が低下している」ということになります。

（２）自己評価と他者評価の乖離による評価

自己モニタリングを評価するもう一つの方法は、自己評価と他者評価の乖離度をチェックすることです。表１-４の右側に示したのは、筆者が作った「認知症初期症状11項目質問票（ＳＥＤ-11Ｑ）」です。認知症の初期症状を11項目にわたって挙げてあります。本人の日常生活をよく見ている家族が評価して、３項目以上にチェックがつけば認知症を疑います。これが、この質問票の本来の目的です。自己モニタリングを評価する場合には、この質問票を介護家族と本人の両者に同時に別々の場所でチェックしてもらい、その数を比べます。本人のほうが家族よりもチェック数が多ければ「病識過剰」、少なければ「病識低下」と判断できます。そして、チェック数の乖離が大きいほど、その程度が強いことがわかります。家族の評価が正しいことを前提にしていますが、家族が客観的に見た評価と本人の自己評価を対比することで、病識の過

表1-4　認知症初期症状11項目質問票（SED-11Q）とその実施例

軽度AD 本人	軽度AD 家族	うつ 本人	うつ 家族	項目
	○	○		同じことを何回も話したり、尋ねたりする
		○		出来事の前後関係がわからなくなった
	○			服装など身の回りに無頓着になった
	○			水道栓やドアを閉め忘れたり、後片づけがきちんとできなくなった
○	○	○		同時に二つの作業を行うと、一つを忘れる
	○			薬を管理してきちんと内服することができなくなった
	○	○		以前はてきぱきできた家事や作業に手間取るようになった
		○		計画を立てられなくなった
○	○	○		複雑な話を理解できない
				興味が薄れ、意欲がなくなり、趣味活動などを止めてしまった
		○		前よりも怒りっぽくなったり、疑い深くなった

山口晴保©

家族が３項目以上チェックすれば、認知症が強く疑われる。軽度アルツハイマー型認知症（AD）では本人のチェックが家族よりも少ない。うつでは本人のチェックが家族よりも多い。SED-11Qの用紙は山口晴保研究室ホームページ（http://yamaguchi-lab.net/）からダウンロードできる。

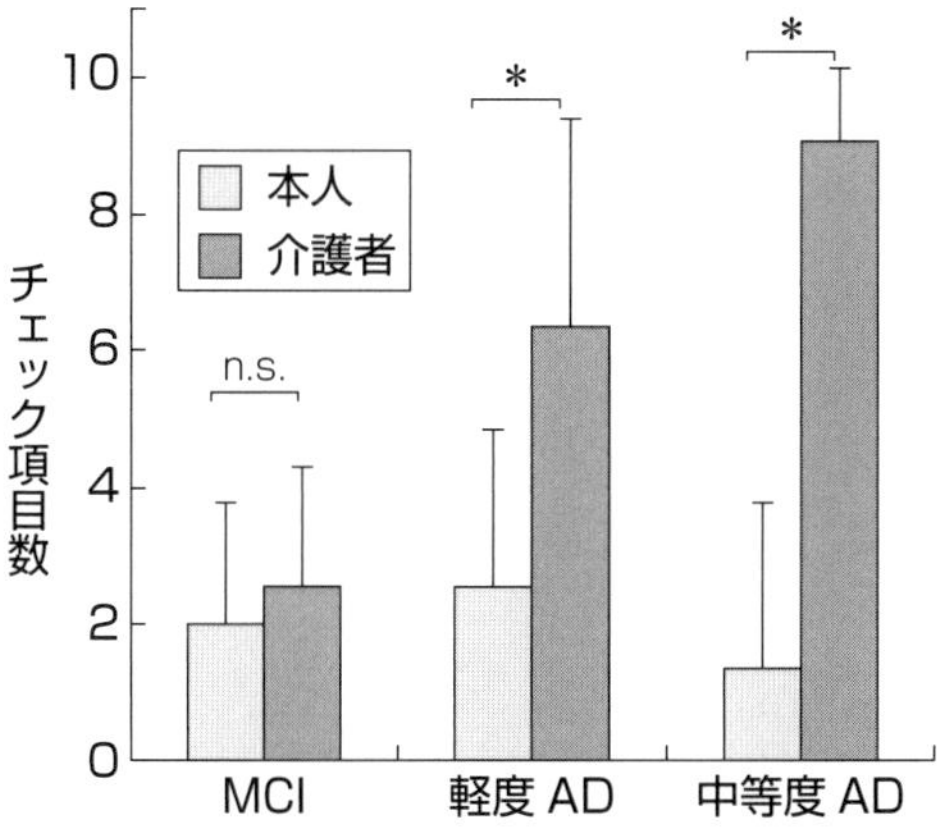

図1-2　アルツハイマー型認知症の進行と病識低下の関係
107ペアを対象に、認知症初期症状11項目質問票（SED-11Q）の介護者・本人間の評価の乖離度を調べた。アルツハイマー型認知症（AD）が進行すると、本人評価と介護者評価の乖離が大きくなり、病識が低下していることがわかる（n.s.…有意差なし、＊…p<0.001）。その一方で、病感はあることがわかっている。

剰・低下とその程度がわかるわけです。

表1-4に示した例では、軽度アルツハイマー型認知症（AD）で、家族が7項目チェックしたのに本人は2項目しかチェックしませんでしたので（5項目の差）、病識低下が強いと判断できます。

一方、うつの事例では、本人が7項目チェックしているのに家族のチェックはゼロでしたので、病識が過剰になっていることがわかります。

図1-2[*5]は、アルツハイマー型認知症の重症度と介護者・本人間

の評価の乖離の関係を示したものです。症状が進むほど本人のできないことが増えるので家族のチェック数は増えますが、その一方で、症状が中等度になると本人のチェック数はむしろ減ります。中等度まで進むと家族は平均9項目つけているのに本人は平均1項目ほどで（約8項目の乖離）、認知症が進むほど病識低下が強くなっています。

このSED-11Qのチェック結果をうつの尺度（GDS15）と比べてみると、本人のチェック数（SED-11Q本人点）が多いほど、つまり本人の「できないことの自覚」が強いほど、うつの傾向が強いことがわかりました。逆に、本人と家族のチェック数の乖離が大きいほど、つまり病識が低下しているほど、うつになりにくいという傾向が出てきました（**図1-3**）[*6]。なお、行動障害の尺度（DBDスケール）で見ると、相関関係はそれほど高くないですが、やはり病識の低下が大きいほど行動障害は生じやすいという傾向がありました（**図1-4**）[*6]。

ですから、「認知症が心配だ」と言ってたくさんの症状を訴えてくる人は、実はうつの場合が多いのです。軽度認知障害（MCI）レベルの人もそのような傾向があります。認知症が進んで自己モニタリングの機能がダメージを受けると病識が薄れてくるので、自信過剰になり、「何でもちゃんとできてる！　受診なんてしなくていい！」と言い出すようになってしまうわけです。

ここまでの研究をまとめると、アルツハイマー型認知症では、進行に伴って病識が低下し、自

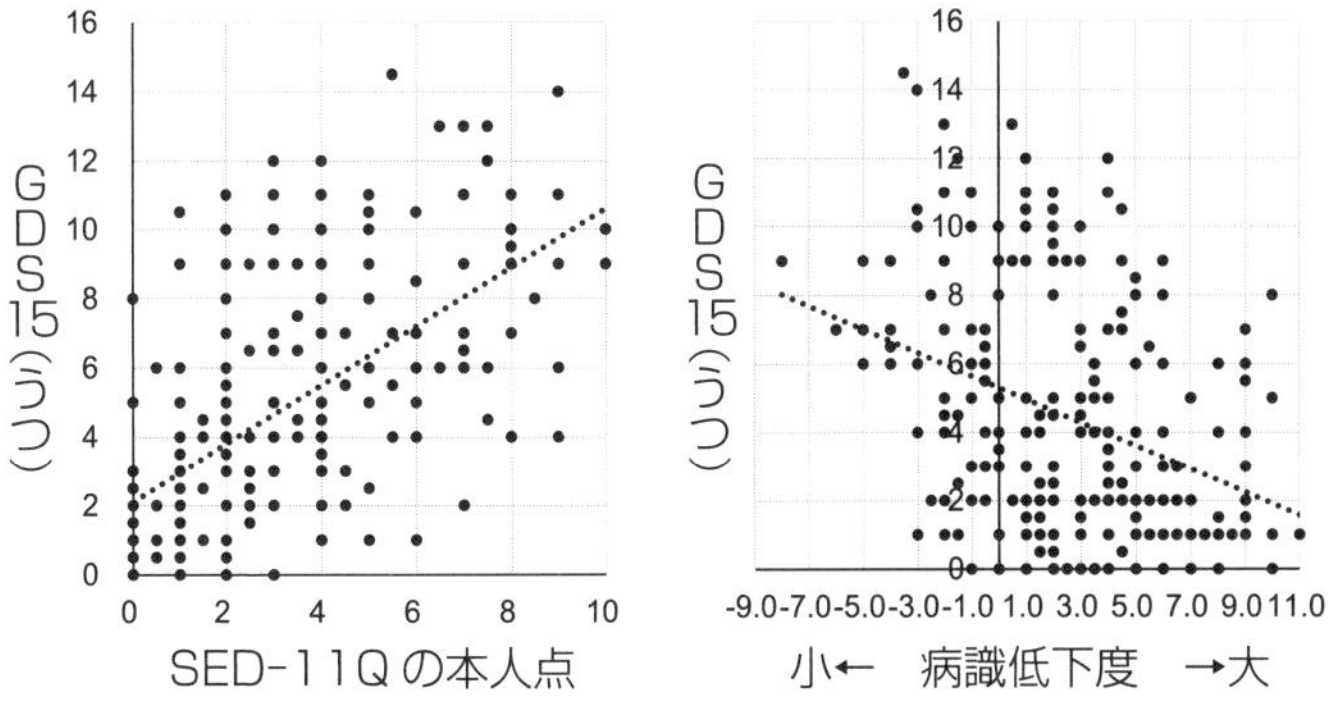

図1-3　病識が保たれるほどうつになる傾向

認知症250例を対象に、うつを質問票(GDS15)で評価して、本人の障害自覚度(本人点)と病識低下度(乖離点数)の相関を検討した。その結果、SED-11Qの本人点はGDS15と有意な中等度の正の相関を示した。また、病識低下度はGDS15と有意な弱い負の相関を示した。

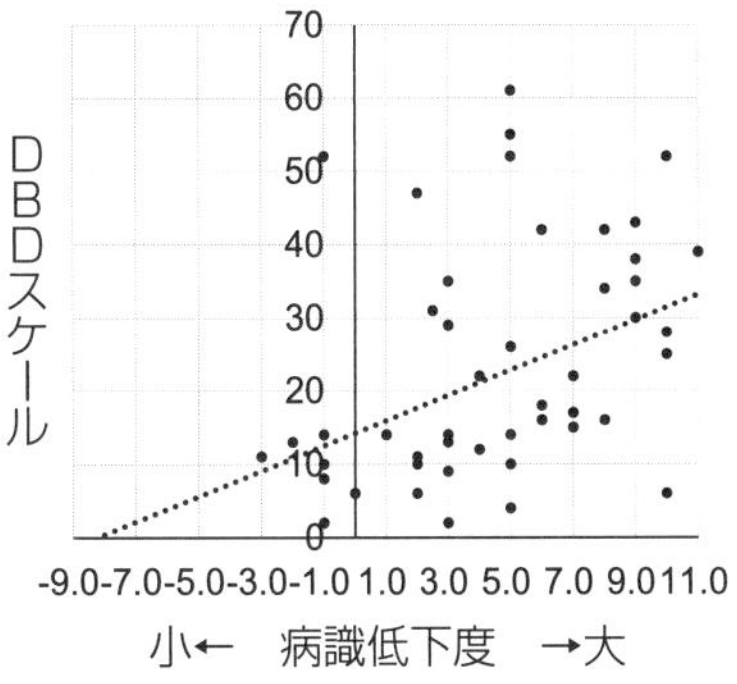

図1-4　病識が低下するほど行動障害が増える傾向

認知症57例を対象に、行動障害(DBDスケールで評価)と病識低下度(乖離)の相関を検討した。その結果、行動障害(DBDスケール)と病識低下度が有意な中等度の正の相関を示した。

表1-5　病識保持事例と病識低下事例の比較

項目	病識保持事例	病識低下事例
障害の自覚	自覚あり	自覚に乏しく、自信過剰
代償・ケア	可能・受け入れる	不可能・拒否（服薬支援を拒否、など）
適切な判断	可能	困難（財産管理、受診、運転免許返納、など）
危険	少ない	高い（運転、外出して戻れない、など）
BPSD	少ない	妄想や暴言・暴力などの増加
情動	うつ傾向	多幸傾向、失敗の指摘に対する怒り
本人のQOL	低くなる	むしろ高い
介護者	影響が少ない	介護負担増大、介護者のQOL低下
病型	レビー小体型、血管性	アルツハイマー型、行動障害型前頭側頭型

信過剰になる傾向があります（**表1-5**）。その結果、いろいろなことができなくなっても、その事実を認めることを拒否するわけです。例えば、本当は服薬支援が必要なのですが「大丈夫だ」と言い張ります。財産管理もできないのですが通帳を渡してくれません。運転免許の返納を嫌がりますので事故を起こす危険性が高くなりま

す。このように、実際にはできないことが増えるのに本人がそれを認めないので、家族はイライラします。妄想や暴言・暴力なども出やすくなりますが、本人は自覚が乏しいゆえにハッピーで介護者が大変というパターンに陥りがちです。でも、この「本人の自覚が乏しいこと」を家族にわかってもらうと、失敗を指摘することを控える対応や本人の自覚のなさを修正することを諦める対応などで、暴言・暴力といった認知症の行動・心理症状（behavioral and psychological symptoms of dementia：ＢＰＳＤ）の多くは予防できるのではないかと思っています。逆にそれをわかっていないと、家族はつい、できないことを全部指摘してしまいます。「こんなこともできないの？　しっかりしてよ！」などと言ってしまうので、そこでバトルが始まってしまいます。

もちろん、認知症でも病識をかなりもっているケースもあります。レビー小体型認知症や血管性認知症の人というのは、アルツハイマー型認知症の人に比べてずっと乖離度が低い、つまり、かなり病識が高いです。その代わり、うつの傾向があります。これは、特にレビー小体型認知症の人で顕著です（**表1-5**）。もの忘れ外来受診者150名（平均78歳）を対象に、病識低下と認知症病型を検討した研究では、病識低下の割合が、アルツハイマー型認知症で65％、血管性認知症で36％、レビー小体型認知症で６％でした。[*7]

ここまで見てきたように、アルツハイマー型認知症（認知症の６割を占める）の本質は「病識低下」です。病気の自覚に乏しいということが、受診拒否や不満の表明につながります。そして、自らの非を認めずに取り繕うので、介護者がカチンときて言い争いになってしまうわけです(病識低下が強いほど本人はうつにならないというメリットはあるのですが)。ただ、先に見たように、認知症の病型によって病識低下の程度は変わってきますので、本人の自覚がどの程度なのかをきちんと理解してケアをすることが大切です。介護者が「病識低下」について正しく理解し、余分なことを言わないでやりすごすことができれば、認知症の本人も腹を立てないですみますし、本人も家族も笑顔で過ごせる可能性が高まるわけです。

病識と病感

病識について、前項で「予測誤差や自己・他者評価の乖離度から、その低下度をとらえる」と説明しました。病識は、あり・なしと明確に区別できるものではなく、徐々に低下していくものなのです。白か黒かではなく、多くの場合はグレーです。そして、そのグレーの濃度はそれぞれの事例で異なります。

表1-6　病識と病感

	視点	内容	アルツハイマー型認知症では
病識	客観的	自分の病気・障害を正しく判断	不完全（低下）が多いが、程度は様々
病感	主観的	何かおかしい、変だという感じ	感じていて、不安の背景になっている

この「病識」と区別が必要なものに「病感」があります（**表1-6**）。病感は、「何かおかしい」「認知症かもしれない」という感覚で、本人の不安にも結びついています。アルツハイマー型認知症の人は、この「病感」はもっています。正確な「病識」はもっておらず低下しているけれども、病識が少しはある。その残存部分が病感ともいえます。病識・病感の程度は事例によってまちまちです。

もう一つの注意点は、病識の評価では、家族・介護者などの他評価が正しいことを前提にしているところにあります。つまり、病識の評価法として、本人評価と家族・介護者評価の点数の乖離度を用いるのが一般的ですが、本人評価のほうが正しくて、家族・介護者が症状・障害を過剰に評価している場合もあることに注意が必要です。家族・介護者の介護負担が強い場合や両者の関係性が悪い場合、家族・介護者が症状・障害を高く見積もる傾向があります。病識の評価は、本人と家族・介護者の関係性の中で検討する必要があります。

病気の受容

自分が認知症だと自覚していること（病識の獲得）とその認知症という病気を受け入れること（病気の受容）は、厳密には別の問題です。よって、病識低下に加えて、自分が認知症であることをどの程度受け入れているかを評価する必要があります。病気の受容について、繁田雅弘氏は、「より的確な治療やケアの導入は、本人が病気をどのように理解し、どのように向き合っているのかを知ってこそ可能となる」と述べています。[*8]

筆者は、本人が病気を受容できたほうがハッピーになれると思っています。なぜなら、今のありのままの自分を認めることで新しくスタートできるからです。よいところも悪いところも含めてありのままの自分を受け入れることは、幸せの要因であるとされています。逆に、病気を受容できないと、いつまでも自分の病気を否定し続けることになり、自らを不幸にしてしまうと思われます。

水谷佳子氏は、二人の若年性認知症の事例を紹介し、病気の受容ができたほうが幸せに生きられるだろうと示しています。[*9]

◎Aさん――「去年あたりまでは本を読めなかった。読んでいるうちから忘れている。それが嫌だった。最近は寝る前に30分くらい読んでいる。忘れちゃいけないと思って読むときついけど、〝読んでいる瞬間、楽しければいいや〟と思えるようになった」とのこと。「本を読めるのはすごく嬉しい」と言っている。

◎Bさん――「認知症を治したい、進行させない。やっていることすべてがそのため。ヨガや水泳、カラオケとよいことを実践し、たくさんのサプリを飲んで、主婦業を完璧にこなし、友だちと会い、旅行して、忙しすぎて睡眠は一日に3時間しかとれない」とのこと。「納得できないままやっている。どれもこれも楽しくない」「削れるものは一つもない」と頑張っている。

どちらの事例も自己モニタリングはできていて、病識が保たれているようです。Aさんはそれを受容して穏やかに過ごしていますが、Bさんは受容できずに病気にあらがい、楽しく生活できていません。

繁田氏は、「認知症でないと自分に言い聞かせて頑張っている。認知症であると認めたら、緊張感がなくなってダメになってしまう気がする」としばしば語る事例を紹介し、本人の揺れる想いに共感して見守ることが大切だとしています。[*8]

筆者は、このような事例に対しては、本人の病感を介護者が受けとめて不安を減らすようなケアをしつつ、病識の程度を見極めながら、障害受容（病気を受け入れること）、ポジティブ思考（例：認知症があって不自由だけど不幸ではない）という観点も加えて、医療・ケアを提供していく必要があると考えています。

病識のまとめ

まずは、「病識」と「病感」は区別することが大切です（**表1-7**）。そして、病識は0か1かという有無ではなく、どの程度低下しているかを把握する必要があります。このとき、一つの方法として、先に紹介したSED-11Qといった質問紙を本人と家族の両者にチェックしてもらうと、その評価の乖離度から病識の低下度がわかります。注意しなくてはならないのが、家族がどのくらい本人のことを大切に思っているかどうかで結果が変わってくる点です。関係性がよいと乖離が少なくなる傾向があり、関係性が悪いと家族のチェック項目が増えて乖離が大きくなる（病識低下の程度が高い）傾向があります。

表1-7　病識のまとめ

1. 病識と病感（病である感じ）を区別
2. 病識 ── 自分の病気を正確に把握していること
（医学的理解：診断・重症度を理解）
3. 病識低下度 ── 本人評価と介護者評価の乖離度
＊有無ではない（グレー）
＊認知機能を反映する生活状況のチェックで判明
（SED-11Q、DASC-21などを本人・介護者が記入）
＊評価者バイアスあり（本人と介護者の関係性が影響）
4. 病識と障害受容を区別
5. 病識をもつほど拒否は減るがうつに
6. 病識の程度を把握して、医療・ケアを提供

また、病識と障害受容（病気を受け入れること）を区別して接することも重要です（**表1-7**）。本人に病識をもってもらったほうが比較的ケアはうまくいきますが、その一方で、病識を強くもつほどうつになってしまうリスクもあります。ですから、ほどほどに病識をもってもらう。さらに、本人が病気を受け入れられるように支援する。そして、本人が前向き（ポジティブ）な気持ちで生活できるようにする。このような支援が必要ですし、そうした支援を成り立たせているのが、相手を理解して寄り添う気持ち、いわゆる「共感」といわれているものです。これについては後述します。

メタ認知と社会脳

ここまで、認知症の人が感じている世界を知るキーワードとして「自己モニタリング」に着目し、病識の低下、病感、病気の受容について見てきました。本項では、改めて「他者モニタリング」について考えることで、認知症ケアを行う上で必須の知識である「社会脳」についての理解を深めたいと思います（図1-5）。

メタ認知の一つである「自己モニタリング」は〝自己の認知の認知〟です。一方、「他者モニタリング」は〝他者の認知の認知（推測）〟や〝他者の心の認知（推測）〟です。対象が自己脳か他者脳かという違いはありますが、どちらも「認知の認知」という点は共通です。このことを知っていれば、『「〝認知症のAさんは、自分の認知機能はあまり低下していない、年相応だと思っている〟と家族介護者のBさんが考えている」と専門職の私が推測している』という一見複雑そうに見える事例でも、私はBさんの認知を推測し（他者モニタリング）、BさんはAさんの認知を推測し（他者モニタリング）、Aさんは自分の認知を推測している（自己モニタリング）とすぐに整理できます。

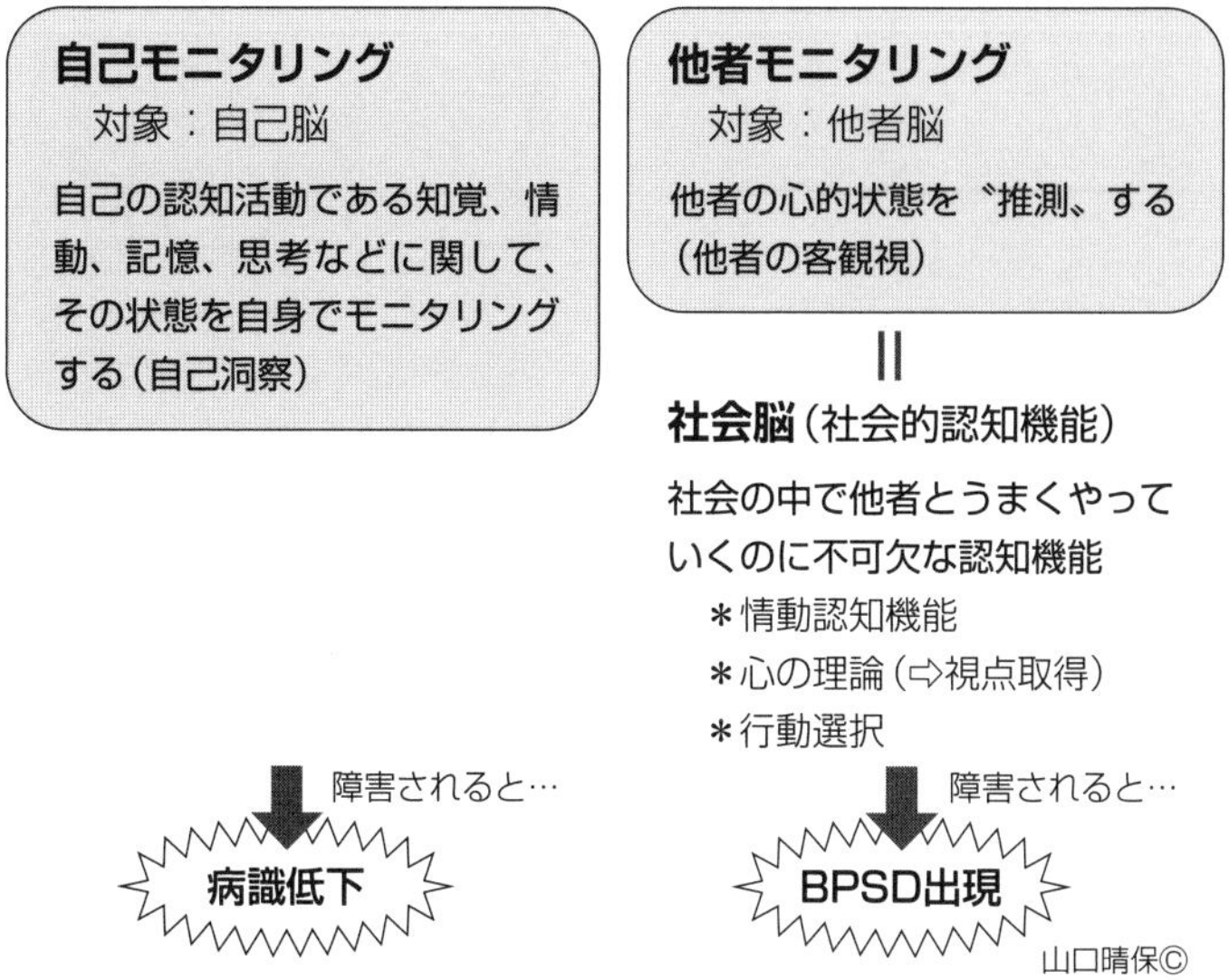
自己モニタリング
対象：自己脳
自己の認知活動である知覚、情動、記憶、思考などに関して、その状態を自身でモニタリングする（自己洞察）
他者モニタリング
対象：他者脳
他者の心的状態を〝推測〟する（他者の客観視）
||
社会脳（社会的認知機能）
社会の中で他者とうまくやっていくのに不可欠な認知機能
＊情動認知機能
＊心の理論（⇨視点取得）
＊行動選択
障害されると…
病識低下
障害されると…
BPSD出現
山口晴保©

図1-5　自己モニタリングと他者モニタリング・社会脳

この他者モニタリング（他者の心的状態を推測する脳の働き）は、「社会脳（社会的認知機能）」として知られています。何やら難しそうな言葉が出てきたなと警戒しないでくださいね。人間は社会の中で、絶えず自己と他者をモニタリングして、自己の行動をコントロールすること（メタ認知的活動）で他者との関係性を壊さずに暮らしていることを考えれば、非常に大切な機能であることがわかります。つまり、社会脳とは、「社会の中で、周りの人たち（他者）とうまくやっていくのに不可欠な認知機能」といえるわけです。

社会脳には、①他者の表情・視線・し

ぐさから他者の情動を認知する「情動認知機能」、②他者の信念・行動意図・思考を推測する「心の理論」、③行動を起こすときに、自分の利益を優先するか（利己行為）、あるいは、将来的に得をすると考えてその場では社会のルールや他者の利益を優先するか（利他行為）を選ぶという「行動選択」、の三つの機能があります。[*10] 認知症になるとこれらの機能が障害されますが、これがＢＰＳＤの原因となります。他者の気持ちに気づかず、他者の行動意図を読み取ることが難しくなります。そして、自分の行動を客観的に評価したり、反省することが難しくなるので（病識低下）、自分を正当化し、介護者と喧嘩になってしまいます。ＢＰＳＤの多くは他者との関係性の中で生じるのですが、この関係性を維持するのに必要なのが社会脳だからです。このことの理解は、認知症ケアで最も重要な点です。

自他の区別の発達

自己モニタリングと他者モニタリングは、自他の区別ができていることが前提になります。３歳ぐらいまでの子どもは、自他の区別がなく、まさに「世界は自分を中心に回っている」という感じに見えますが、何歳ぐらいになると他人は自分とは違う考えをもっているということを理解できるようになるのでしょうか。

前項でふれた社会脳の機能の一つである「心の理論」は他者の意図など心の内を推測して理解する働きを指しますが、その発達をとらえるために使われる「サリーとアンの課題」（誤信念課題）というものがあります。「①サリーとアンが部屋にいます。②サリーはパンを自分のバスケットにしまいました。③そして、部屋を出ていきます。④すると、アンがパンをサリーのバスケットから自分の箱のほうに移しました。⑤そのあとでサリーが戻ってきたとき、バスケットと箱のどちらを探すでしょうか」という課題です（図1-6）。もちろん「バスケット」が正解ですが、3歳児までは「箱」と答えます。3歳児にしてみれば、自分は箱に移されたのを見て知ってるからですね。でも、部屋を出ていったサリーは知らないわけです。そこを理解できるようになるのは4歳ぐらいといわれています。このように、他者が頭に思い描いていることを自分の頭に思い浮かべ（相手の立場になるという「視点取得」）、相手が自分とは違った考えをもっていると理解できるのは4歳ぐらいからで、11歳ぐらいにかけてだんだんと発達していきます。

他者の情動や行動意図をその人の視点に立って推測する社会脳と、自己モニタリングは、認知の認知という点で共通の機能解剖学的基盤をもっています。自己モニタリングには前頭連合野内

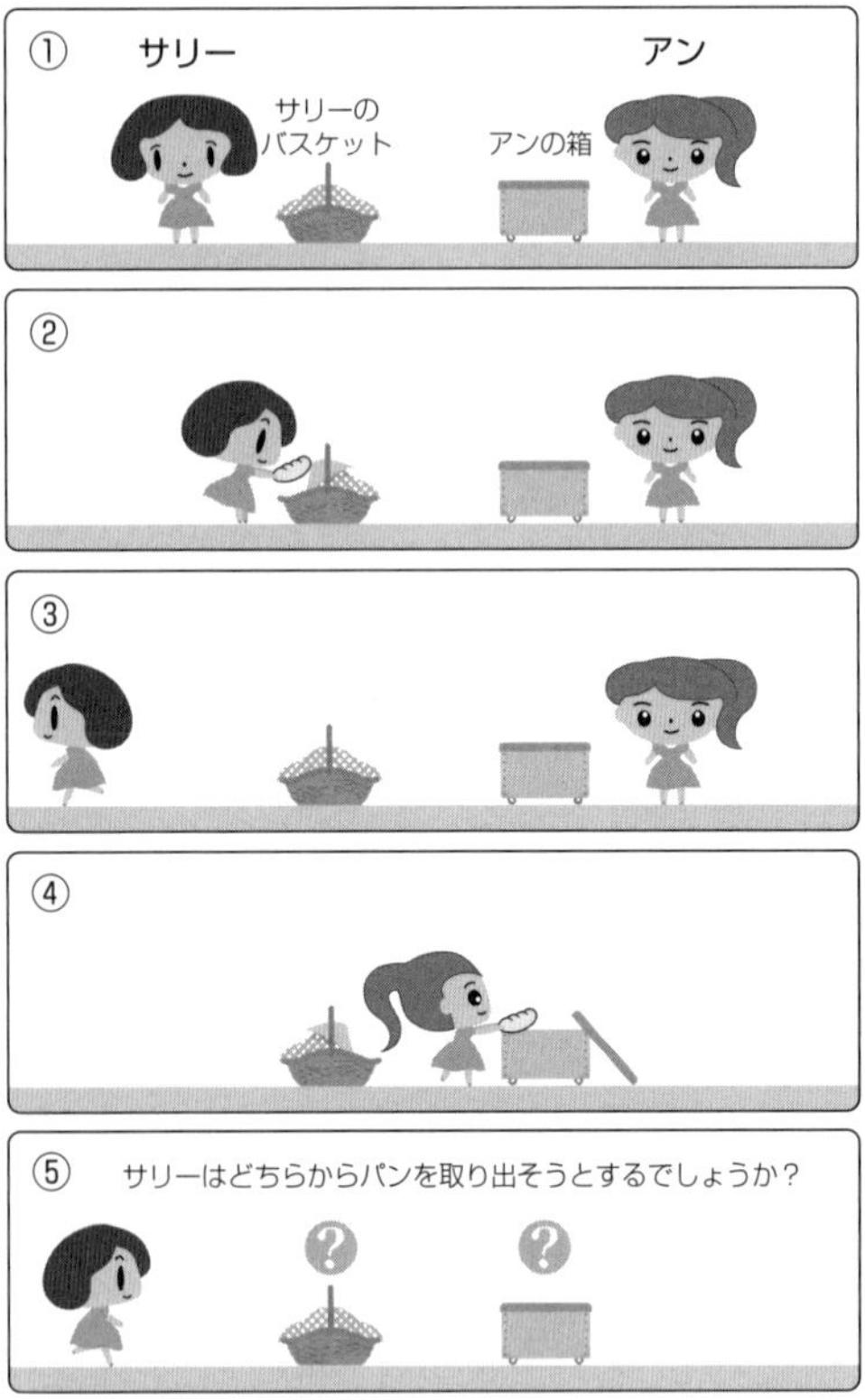
①
サリー
アン
サリーの
バスケット
アンの箱
②
③
④
⑤
サリーはどちらからパンを取り出そうとするでしょうか？

図1-6　自他の区別の発達
誤信念課題は4～7歳で正答率が上昇する。

側面と頭頂連合野内側面が主に関与していることを述べました（9ページ）。他者モニタリングである社会脳には、これに加えて、自他の区別に重要な頭頂葉外側面の働きが必要と考えられます。これら大脳皮質連合野はアルツハイマー型認知症では比較的早期からその機能が低下しますので、適切な認知症ケアを行うにあたっては、自己モニタリングや他者モニタリング・社会脳がどのくらい障害されているかを見極めることが重要です。

メタ認知トレーニング

認知症ケアでは本人に病識をもってもらったほうが比較的うまくいくことも多いのですが、認知機能が落ちているという事実を本人に直接伝える以外に、どのような手段が考えられるでしょうか。ここで、そのヒントを得られそうな研究[*11]を紹介したいと思います。

この研究で以下の結果がレビューされています。①半身麻痺があるのにその麻痺の存在を否定する病態失認（病識低下）の人に本人の様子を撮ったビデオを見せると、病態失認が改善しました。また、自分の片麻痺には気づかなくても、他者の片麻痺には気づくといいます。自身の状態のモニタリングはうまくできないけれども、他者のモニタリングはできるという特徴が見られます。②統合失調症の患者が他者の様子をビデオで見て、「この人は統合失調症だ」「この人は健常だ」と区別が可能でした。統合失調症の人も自身のモニタリングが苦手ですが、他者のモニタリングはできるようです。③精神症状が出ている場面のビデオを精神疾患の本人に見せると、病識低下が改善しました。④アルツハイマー型認知症の人は家族の作業パフォーマンスを正確に予測しますが、自分のパフォーマンスの予測は不正確でした。⑤認知症の人に認知症に特徴的な場面をビデオで見せて、生じたトラブルへのアドバイスを求めると、適切な助言ができました。

このようなことを勘案すると、本人と支援者との間で信頼関係がとれていることが大前提ではありますが、本人の失敗行動をビデオで撮って本人に見てもらうと、病識が高まる効果があることが予想されます。ビデオで見ると、自分のことであっても他人事のように客観視できるようです。ただし、本人の病識が高くなるとうつ状態になりやすいという点で注意が必要です。

共感と視点取得

最後に、認知症の人の感じている世界を知るためのキーワード「視点取得」について述べたいと思います。認知症ケアでは共感が大切とされていますが、実はこの「共感」には、感覚運動的共感、情動的共感、認知的共感の三つがあります（**表1-8**）[*12]。

表１-８　共感の分類

感覚運動的共感	情動的共感	認知的共感
他者の動作や表情の**模倣**（ミラーリング）から意図や情動を非言語的に理解する。 **乳児の原始的共感** 例：母親と赤ちゃんが模倣で親密に	他者の身体に向けられた痛みや刺激を**自分事**として感じたり、嬉しい・悲しい表情を**見るだけ**で同じ気持ちになる。	他者がどう考えているか、**他者の信念を理解**する（心の理論：誤信念課題）。 **他者の視点**で事態を理解する。 相手の言動から推測する。

「感覚運動的共感」とは、動作や表情を模倣すること（ミラーリング）によって他者の意図や情動を非言語的に理解するもので、いわば反射的に無意識に生じるものです。例えば、お母さんが赤ちゃんと手遊びなどをしているとき、赤ちゃんがお母さんのしぐさをパッと真似するような原始的なものです。これは感覚情報と運動野が直結して生じます。「情動的共感」とは、例えば悲しそうにしている相手を見たときに、自分事のように、自分の身に置き換えて悲しいと思ったりするような共感のことをいいます。これは自然に生じる自動反応で、情動の中枢である扁桃体が主に関与しています。そして、「認知的共感」というのは、他者の視点で事態を見て、それを他人事として理解していく共感の仕方で、前頭葉に加えて頭頂葉が大きく関わっています。[*11]

表1-9　認知的共感（視点取得）と情動的共感

分類	内容	視点	とらえ方	特徴	バーンアウト
情動的共感	感じる〈直感〉 扁桃体 自動的反応	自他の区別 なし	**自分**が 相手に感じたまま	同情・感情移入しやすく、疲弊しやすい〈疑わない〉	**易** しやすい
認知的共感	考える〈思考〉 頭頂葉 理性的処理	相手の視点 **視点取得**	**他人事**として推測	**推測が正しいとは限らない**という認識〈疑う〉	**難** しにくい

山口晴保＆北村世都©

認知症のケアでは、「情動的共感」と「認知的共感」をしっかり分けて考えることが大切です（**表1-9**）。

認知的共感は、他人事として他者（例：ケアの対象者）の視点に立って相手のこと、心の内を推測します。この「視点取得」（自分から相手の立場に視点を移す）を使った認知的共感が、認知症ケアでは特に求められます。同時に、これはあくまでも推測なので、自分が推測した相手の心の内が正しいとは限らないという認識をもつことが大切です。正しいかどうかわからない推測に基づいてケアをするわけですから、その結果として相手がどのように反応したかを注意深く観察する必要があります。そして、その観察結果に基づいて、推測した内容を修正するといった作業を繰り返していきます。まさにこの作業がメタ認知的活動（メタ認知的モニタリングとメタ認知的コントロールの繰り返しサイクル）です。こうして、推測した内容が本人の心の内や行動意図に少しでも近づくように考えながらケアするのが、パーソン・センタード・ケアです。この点については第３章で詳しく解説します。

一方、情動的共感は自動的に生じるので簡単にできますが、情動的共感に基づいてケアをすると、「自分事のように親切にケアしているのに、相手はなんで私の言うことを聞いてくれないのだろう」などと心的ストレスが増大し、燃え尽きやすくなります。

これら共感については、第２章で詳しく解説します。

認知症の人の心を理解する上でも、認知的共感に基づいて認知症の人のパーソン・センタード・ケアを行う上でも、メタ認知の理解が大切だということを強調して、この章を終わります。

＊1　Moritz S, et al : Metacognition—What did James H. Flavell really say and the implications for the conceptualization and design of metacognitive interventions. Schizophr Res 201 : 20-26 (2018)

＊2　三宮真智子『メタ認知―学習力を支える高次認知機能―』北大路書房、1頁、7-12頁(2008)

＊3 虫明 元『前頭葉のしくみ―からだ・心・社会をつなぐネットワーク―』共立出版、１１８-１２０頁（2019）

＊4 Reisberg B：Dementia；a systematic approach to identifying reversible causes. Geriatrics 41：30-46（1986）

＊5 Maki Y, et al：Evaluation of anosognosia in Alzheimer's disease using the Symptoms of Early Dementia-11 Questionnaire（SED-11Q）. Dement Geriatr Cogn Disord Extra 3（1）：351-359（2013）

＊6 山口晴保ほか「病識低下がＢＰＳＤ増悪・うつ軽減と関連する―認知症疾患医療センターもの忘れ外来３６５例の分析―」認知症ケア研究誌 2：39-50（2018）

＊7 羽生春夫ほか「老年期認知症患者の病識―生活健忘チェックリストを用い、介護者を対照とした研究―」日本老年医学会雑誌 44（4）：463-469（2007）

＊8 繁田雅弘「認知症疾患における病識を有無で論じることの限界」PROGRESS IN MEDICINE 36（8）：1009-1012（2016）

＊9 水谷佳子「認知症とともに、よりよく生きる―認知症と、どう付き合うか。人と、どう付き合うか―」老年精神医学雑誌 28（5）：471-476（2017）

＊10 小早川睦貴「社会的認知―その概念と評価法―」老年精神医学雑誌 26（3）：277-283（2015）

＊11 Bertrand E, et al：Metacognition and perspective-taking in Alzheimer's disease；a mini-review. Front Psychol 7：1812（2016）

＊12 虫明 元『学ぶ脳―ぼんやりにこそ意味がある―（岩波科学ライブラリー２７２）』岩波書店、72-77頁（2018）

第2章

ケアに役立つ共感のあり方を理解する

北村 世都

認知症の人へのケアにあたって、認知症の人が経験していること、つまり「主観」をまず理解するように努め、それを尊重し、彼らの経験に基づいてケアの方法を考えていくことの大切さは、すでに認知症ケアにとっては常識になってきました。相手の心や気持ちを理解することは、一般に「共感」と呼ばれ、共感的な態度は認知症ケアでは欠かせません。

しかし、実際に認知症の人へのケアを行う上では、その共感をめぐって、いくつかの壁にぶつかってしまいます。

「本当に共感した内容は正しいのだろうか」

「本人は実はもっと別のことを考えているのではないだろうか」

「相手の気持ちを理解する前に自分も悲しくなってしまい気持ちがふさいでしまう」

こうした不安を払拭するために、共感した内容が相手の気持ちと合致していることが確かめられたらよいのですが、互いに別々の人間である以上、それは不可能です。このように、共感を論じる上での難点の一つは、共感した内容の正確性については永遠に確認できないということにあります。その一方で、現実に今、ケアを必要としている認知症の人がいて、最善ではないとしても、よりよいケアを提供することが求められているのが認知症ケアです。私たちは、共感の曖昧性や不確実性を常に抱えながら、それでも認知症の人の立場になってケアの方法を考え、実践していかざるを得ないのです。

そこで本章では、心理学の立場から、認知症ケアにおいて「共感」をどのように考えるべきなのか、そして、認知症の人にとっても、また家族や専門職など認知症ケアの提供者にとっても望ましい共感のあり方とはどのようなものなのかについて、考えてみたいと思います。

はじめに―主観と共感―

本書のテーマは「認知症の人の主観」です。そこで、共感の話をする前にまず、何気なく使っている「主観」とは何かについて見ていきましょう。

日本の代表的な古典芸能の一つである「能」では、能楽師が能面を顔につけて演じます（図2-1）。「能面のような顔」といえば〝無表情〟を意味することが多いと思いますが、実際の「能」では、観客は登場人物の豊かな感情

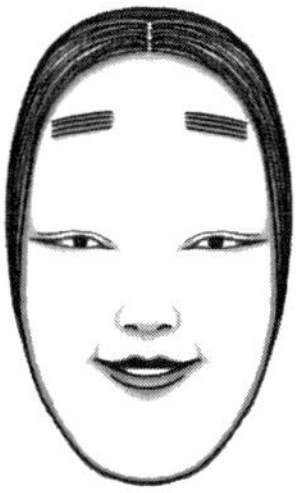

図2-1　女系の能面「小面《こおもて》」
一つの面で能曲の中の喜怒哀楽の感情をすべて表す。

を、無表情のはずの能面から読み取ります。能面がその時々に、「悲しそう」「楽しそう」と観客に異なる解釈をもたらすのです。しかし、もちろん能面は物理的には表情を変化させません。つまり私たちは、「きっと悲しいのだろう」というような感情を、いわば勝手に登場人物の〝主観〟として推測して感じているのです。

人間は能面とは違って表情筋をもっていますから、物理的に表情を作ることができます。そして、表情はその人の感情と強く結びついていると考えられていますので、私たちは相手の表情から相手の主観を読み取っています。ただし、「読み取れている」と思っているわけですが、実際にはそれほど正確ではありません。むしろ、喜怒哀楽などの感情はある程度表情から推測できたとしても、その意味や理由などはこちらが勝手に推測しているにすぎません。どんなに観察力にすぐれたカウンセラーでも、テレビで有名なメンタリスト（？）でも、相手の主観は正確にはわからないのです。

さて、話を認知症ケアに戻しましょう。認知症の人の表情の理解も、能面の表情の理解と同じように考えることができます。

認知症の人が悲しそうだ、という周囲の人の理解は、認知症の人の感情そのものではなく、それを見た人の主観です。人の主観は、その人自身しか経験することができず、他者は人の主観を目や耳で観察できるモノから推測しているにすぎません。ですから、ケア提供者が思う認知症の人の心理も、実はあくまで推測しているにすぎず、認知症の人の主観そのものではありません。

これは言われてみればごく当たり前のことです。自分の主観がそのまま周囲の人にわかってしまうとしたら、とても怖い。統合失調症の発症時にはこのような感覚になる人が多いと考えられていますが、それは例外であり、やはり多くの人が、自分が頭の中で考えていることはほかの人にはわからない、という前提で世界を認識しています。

このように主観はお互いにわからないわけですけれども、このことを前提にした上で、「あ、この人の気持ちわかる！」と相手のことをわかったような気分になることがあります。本書では、こうした「他者の心の状態がわかった、感じた」という現象を「共感」と呼びたいと思います。認知症ケアでは、このケア提供者側の共感が、ケアの始動に関係していると思われます。認知症の人が困っている、悩んでいるなどのネガティブな状態にあるときに、やはり、介護者が「何か支援しなくては！」と心の中で思わないと、ケアそのものが始まりません。言い換えると、ケアへの動機づけとして、ケア提供者に生じる共感という現象が重要になってくるだろうと考えられます。

それでは、共感の特徴をふまえながら、共感が認知症ケアとどのように関係しているのかを見ていくことにしましょう。

共感現象の六つの特徴から認知症ケアを考える

(1) 共感は共感する側の主観であり心理現象である

共感とは、他者の心の状態を把握したと感じる、心理的な現象です。つまり、基本的には共感する側の「心の中」で起きていることであって、外から見てわかるものではありません。ということは、認知症ケアの現場で、ケア提供者が認知症の人に共感することは、実は必須とはいえない。今、目の前の認知症の人の心の状態をまったく把握しなかった、つまり共感しなかったとしても、だからといって、それで不適切なケアになってしまうかというと必ずしもそうではないわけです。

例えば、高齢者をターゲットにした特殊詐欺の犯罪者は、狙いを定めた相手の話を非常によく聞いているように見えます。対人援助技術の教科書に載っているようなことを自然にやっているわけです。ちゃんと視線の高さを相手とそろえるために腰を低く落として、後ろからではなく正面から、「おばあちゃん、どうされましたか～？」と丁寧に声をかけるんですね。心の中では相手の主観にまったく関心がなくても、つまり共感するつもりがまったくなくても、パターン化された行動ならばとることができるのです。これと同じことは、認知症ケアの現場でも実は多くあります。夜間、「家に帰りたい」と施設の廊下を歩き回っている認知症の人の主観にまったく共感することなく、「今日はもう遅いので、明日の朝にしませんか？温かいお茶でも飲んで…」と、立て板に水のように話しかけて落ち着かせようとするベテラン介護職員って、いそうですよね(笑)。それで落ち着く人もいれば、腑に落ちない表情で仕方なく職員についていく人もいるでしょう。そう考えると、パターン化され、マニュアル化されたケア行動というのは、共感するかどうかに関係なく、そこそこ多くの利用者の行動を変化させることができるということなのだと思います。ただ、共感していないので、それぞれの利用者の主観に合ったケアはやはりできないでしょう。

認知症ケアでの共感を考える上では、共感という心理現象とケア行動を区別することが大切です。共感という心理現象があれば、それがそのままよいケア行動につながるわけではないことを自覚する必要があります。逆にいえば、共感が仮にできないときでも、対象者にある程度は効果的なケア行動をとれるようにしておくことが大切になると思います。

（2）共感した内容の正確性は確かめられない

相手の気持ち、他者の主観がわかったというふうに感じることを「共感」と呼ぶこととしましたが、実は、共感したその内容が正しいかどうかは確かめようがありません。例えば、相手が悲しそうな顔をしているときに、「あ、この人、悲しいんだな」と思うかもしれませんが、悲しみにもいろいろなバリエーションがありますし、何に悲しみを覚えているのかという細かいところまでは本当は理解できない。ですから、より正しく相手の心を推測しようと思ったら、観察するなどして、読み取る情報量を増やし、推測のための判断材料を増やすしかありません。もう一つの方法としては、実際に関わってみて、新たな反応を見ることで判断材料を増やすということもあります。さらに、第1章の最後でふれた「認知的共感」を高めることによっても、正確性を上げることはできます。これについては、認知症ケアの学習や教育にも関わるところですので、後述したいと思います。

いずれにしても、私たちは、共感した内容の正しさは確かめられないというジレンマにいます。でも、だからこそ、観察やコミュニケーションを通して判断材料を増やし、より相手の心に近づこうとする認知的な努力が必要になるのです。

共感した内容が正しいとは限らないという例を、もう少し具体的に見ていきましょう。

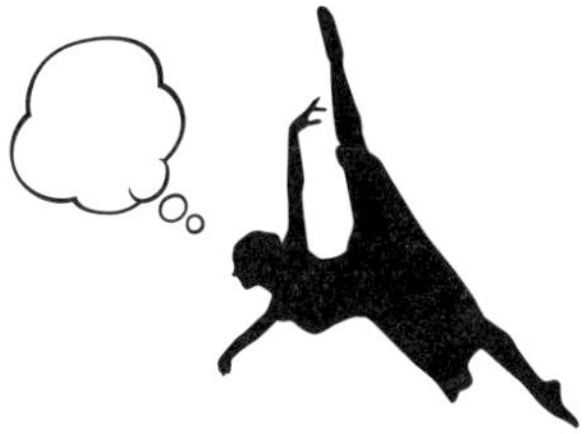

図2-2　何をしているところ？　心の中は？

図2-2のシルエットの人物は、何をしているところでしょうか。また、心の中でどんなことをつぶやいているでしょうか。できるだけ詳しく説明してみてください。説明できたら、先を読み進めていきましょう。

バレリーナが転倒しそうになっている――。こう思った読者もいると思います。そのように理解した読者は、このバレリーナの「焦り」や「恐怖」に共感したかもしれません。心の中で、**図2-3**のように額縁を作ってバレリーナの心を推測したのでしょう。一方で、こんな読者もいるかもしれませんね。このバレリーナに「喜び」や「楽しさ」を感じた場合です。そのように共感した読者は、額縁を違う角度からあてた、つまり、**図2-4**のように額縁をあてたわけです。同じシルエットを見ても、みんなが自分と同じように見ているわけではないということなんです。

これは、世の中で起きている出来事すべてにあてはまります。出来事は、どういう額縁をあてるかによって、見え方どころか、その

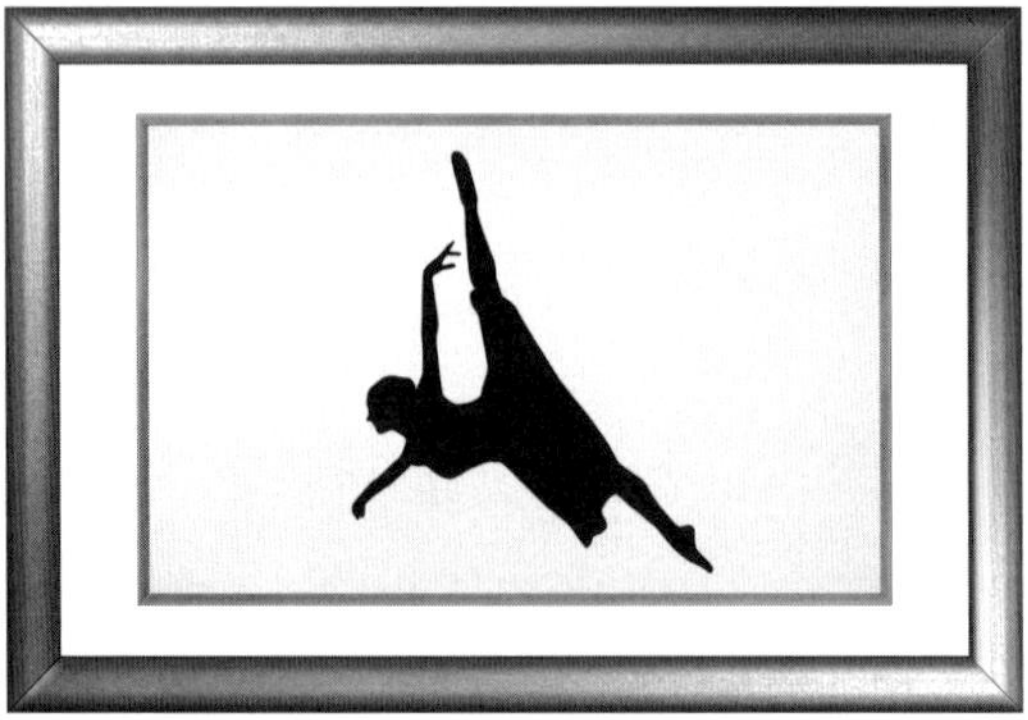

図2-3　「うわっ、転びそう！」

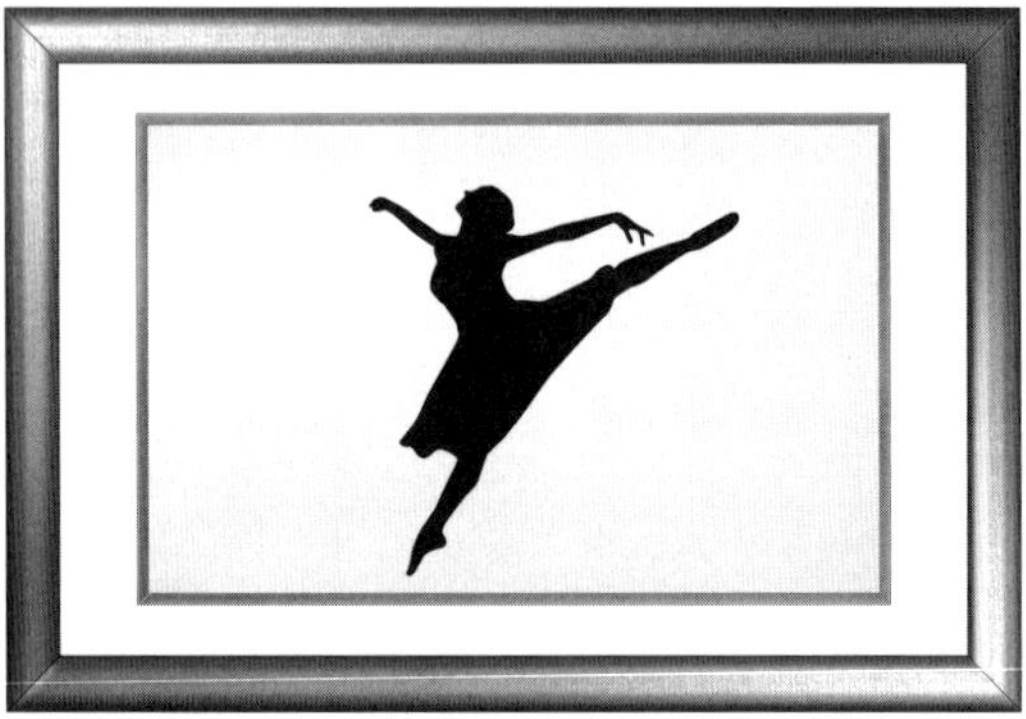

図2-4　「ああ、なんて楽しいの！」

意味まで変わってくるのです。垂直にそのまま枠をあてる人がいる一方で、また別の人は斜めに枠をあてているかもしれないわけです。そうすると、同じバレリーナのシルエットを見ても、自分には踊っているように見えるけれども、隣の人は転倒しそうだと思っている、ということが起こります。主観とは、そういうもので、人の主観はそれぞれに違うのですから、私たちが他者に共感して「あ、この人の気持ちわかる！」と思っても、実は相手の心は正確にはわからないという原則があるわけです。

心理学者のロジャースは、この枠のことを準拠枠とか内的照合枠と呼び、それを理解しようとすることを共感的理解と名づけました。ロジャースは、パーソン・センタード・アプローチという、パーソン・センタード・ケアの元になっている考え方をつくった人です。人の主観はあくまでその人だけが経験できるものであり、他者が正確に知り得るということはない。だからこそ、その人固有の経験を尊重し、より正確に理解しようとすることがカウンセリングには必要だとロジャースは主張したのでしょう。

「その人らしさ」や「寄り添う」という、認知症ケアの現場でよく使われる言葉も、このような流れが背景にあると考えられます。その人らしさとは、認知症の人の主観であり世界観です。それを尊重し、より正確に理解しようとする専門職による共感の努力が、「その人らしさ」に

「寄り添う」と表現されるのではないでしょうか。そして、共感によってもなお、認知症の人の主観が100％正しく理解されるということはないからこそ、実際の認知症ケアでは、今ある情報をもとに「この認知症の人の気持ちはこうなんじゃないか」と仮説を立て、ケアを行い、相手の反応を見ながら観察して、主観を推測するための判断材料を増やしていくということの繰り返し、つまり、仮説検証のプロセスが重要になるのでしょう。

(3) 共感する内容には他者の心の様々な側面が含まれている

ここまで、他者の気持ちや心の状態、主観がわかると感じることが「共感」だと、大きくとらえてきました。ただし、「心の状態」にはいろいろな側面が含まれていて、わかりにくくもあります。ちなみに、筆者は心理学者で「心」を研究対象にしているので、「人の気持ち」とか「認知症の人の心理」などと聞くと、心のどのような側面かということがとにかく気になります(笑)。心のマニアなので仕方ないのですが。

また、一般に、他者の「気持ち」という言葉を使っているのを耳にすると、たいていの場合、その人の喜怒哀楽、つまり感情のことを指しているようです。でも、心は感情だけで成り立っているわけではありません。人の心は、昔からよく「知・情・意」で表現されます(図2-5)。

好評書

認知症の本人・家族の困りごとを解決する医療・介護連携の秘訣

初期集中支援チームの実践20事例に学ぶ

山口晴保・山口智晴●編集　前橋市認知症初期集中支援チーム●著

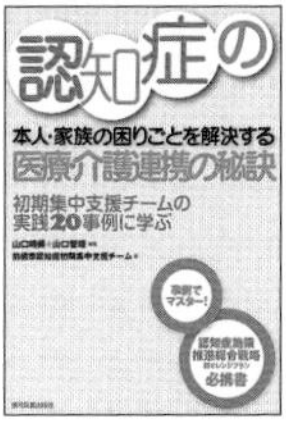

困りごとを解決して、共に笑顔で暮らし続けるために

認知症の行動・心理症状や介入拒否といった困難事例に対処する認知症初期集中支援チームの活動を通して、多職種協働の実践を具体的に学べるようになっています。

●B5・236頁　定価（本体2,600円+税）ISBN978-4-7639-6028-3

紙とペンでできる認知症診療術

笑顔の生活を支えよう

山口 晴保●著

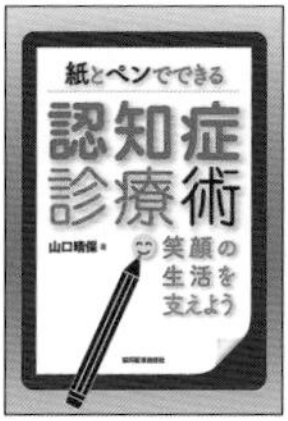

どのように認知症の患者を診断・治療し、支えていけばよいのか

認知症を抱えながらも本人と家族が笑顔で穏やかに暮らし続けていけることを目標とした、診断、薬物療法、リハ・ケア・家族指導といった実践医療を解説しています。

●B5・330頁　定価（本体5,200円+税）ISBN978-4-7639-6025-2

当社刊行書籍のご購入について

当社の書籍の購入に際しましては，以下の通りご注文賜りますよう，お願い申し上げます．

◆書店で

医書専門店，総合書店の医書売場でご購入下さい．一般書店でもご購入いただけます．直接書店にてご注文いただくか，もしくは注文書に購入をご希望の書店名を明記した上で，注文書をFAX（注文受付FAX番号：03-3818-2847）あるいは郵便にて弊社宛にお送り下さい．

◆郵送・宅配便で

注文書に必要事項をご記入の上，FAX（注文受付FAX番号：03-3818-2847）あるいは郵便にて弊社宛にお送り下さい．本をお送りする方法として，①郵便振替用紙での払込後に郵送にてお届けする方法と，②代金引換の宅配便とがございますので，ご指定下さい．なお，①②とも送料がかかりますので，あらかじめご了承下さい．

◆インターネットで

弊社ホームページ http://www.kyodo-isho.co.jp/ でもご注文いただけます．ご利用下さい．

〈キリトリ線〉

注　文　書（FAX: 03-3818-2847）

書　名	定　価	冊数
認知症予防 読めば納得! 脳を守るライフスタイルの秘訣 第3版	本体2,000円+税	
認知症ポジティブ! 脳科学でひもとく笑顔の暮らしとケアのコツ	本体2,000円+税	
認知症の正しい理解と包括的医療・ケアのポイント 第3版 快一徹! 脳活性化リハビリテーションで進行を防ごう	本体3,500円+税	
認知症の本人・家族の困りごとを解決する医療・介護連携の秘訣 初期集中支援チームの実践20事例に学ぶ	本体2,600円+税	
紙とペンでできる認知症診療術 笑顔の生活を支えよう	本体5,200円+税	

フリガナ	
お名前	
お届け先 ご住所 電話番号	〒□□□-□□□□ 電話（　　　）　　－　　　，ファックス（　　　）　　－
Eメールアドレス	@
購入方法	□ 郵送（代金払込後，郵送） □ 宅配便（代金引換）【配達ご希望日時：平日・土休日，午前中・14～16時・16～18時・18～20時・19～21時】 □ 書店でのご購入【購入書店名：　　都道府県　　市区町村　　書店】

新刊のご案内および図書目録などの弊社出版物に関するお知らせを，郵送または電子メールにてお送りする場合がございます．記入していただいた住所およびメールアドレスに弊社からのお知らせをお送りしてもよろしいですか？　□ 希望する　□ 希望しない

協同医書出版社
〒113-0033　東京都文京区本郷3-21-10　TEL (03) 3818-2361
URL http://www.kyodo-isho.co.jp/　FAX (03) 3818-2368

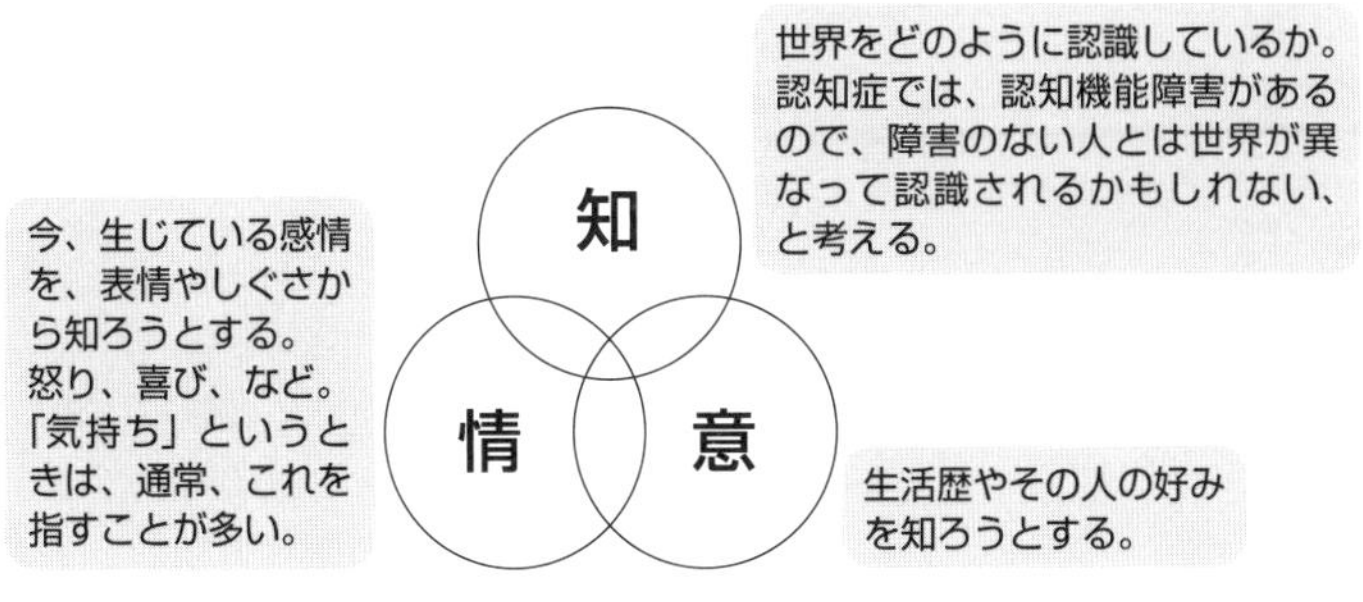
世界をどのように認識しているか。認知症では、認知機能障害があるので、障害のない人とは世界が異なって認識されるかもしれない、と考える。
知
今、生じている感情を、表情やしぐさから知ろうとする。怒り、喜び、など。「気持ち」というときは、通常、これを指すことが多い。
情
意
生活歴やその人の好みを知ろうとする。

図2-5　「知・情・意」と認知症ケア

「気持ち」は、このうちの「情」にあたります。つまり、嬉しいとか悲しいといった感情の部分です。一方、「情」ではない心のもう一つの側面として「知」があります。その人がこの世界や物事をどのように理解しているかという知的な側面です。そして、その人はこれからどういうふうに生きていきたいのか、どういう志向や好みをもっているのかという「意」の側面があります。この三つが含まれたものを「他者の心」というふうに見るとよいと思います。認知症の人の主観をふまえたケアとは、つまり、認知症の人それぞれの「知・情・意」を考慮したケアということになるでしょう。

ただ図らずも、現在の認知症ケアでは、認知症の人の「知・情・意」の三つの側面に目を向けることの重要さはすでに認識されています。例えば、認知症の人の表情をちゃんと見て、その感情を汲み取りましょうというのは、「情」の部分に目を向けたケアです。それだけではなくて、認知症の人の認知機能の特徴を理解して、その人にとっての現実をまず把握してから関わりましょうというのは、認知症の人の「知」の部分に目を向けたケアです。そして、生活歴などから本人の好みを把握して、できるだけそれに沿った生活となるように支援していく方法もあります。これは「意」の部分に沿ったケアをしようという話でしょう。

このように、共感とは相手の心や主観をわかったと感じることではあるのですが、そこには、通常「気持ち」と表現される情、すなわち感情だけではなく、知（認知）や意（意向・意思）も含まれていて、現在の認知症ケアでは、認知症の人の知・情・意を中心に据えてケアを行うことが目指されているといえそうです。ですから、認知症ケアについては、「認知症の人の気持ちを考えた支援」などと素人っぽく表現するのではなく、「認知症の人の知・情・意のそれぞれの側面を把握し、支援しようとする専門的な努力」と呼ぶのがよいのではないかと思っています。

（4）情動的共感と認知的共感は仕組みも役割も異なる

心を知・情・意の側面からとらえる考え方は、哲学者のカントに由来しています。哲学から分離して、科学的な方法で心にアプローチする学問として発展してきた心理学にも、情動や認知という研究領域があり、それぞれ多くの実験を重ねて人の心の働きを明らかにしてきました。その

表2-1　情動的共感と認知的共感

	脳の関係部位	処理の速さ	機能の意義	含まれる概念
情動的共感	下前頭回 辺縁系 島 主に感情と関係する部位	速い	すばやく情動を仲間と共有することによって種の危険を回避 **生得的な特性もあるので本人の努力で変えられない可能性あり ケアへの動機づけに関与する可能性**	情動伝搬 ミラーニューロン
認知的共感	内側前頭前野 **知識の獲得や認知的なプロセスの理解によって向上が可能**	遅い	メンタライジング 能動的な推論過程 より高度な社会適応と関与	視点取得 情動認知

中で、共感についても、「情動的共感」と「認知的共感」は心理学的にも別のメカニズムで働いていることがわかってきました。最近では、脳科学とも深くつながって研究が進められていますので、ここでは「情動的共感」と「認知的共感」について詳しく見ておきましょう（**表2-1**）。

　これら二つの共感は、脳の関係する部位も違いますが、何よりも生じるスピードが違います。情動的共感のほうが処理スピードが速く、情動的に揺さぶられる状況に接すると、感情が即座に強く湧いてきます。一方、認知的共感のほうは状況を分析して把握するため、やはり少し時間がかかります。そして、関係する脳部位も、また共感の機能的な意義も異なります。

情動的共感の働き

情動的共感のスピードが速いことには理由があります。もともと情動は、人間以外の動物と同じように、かなり生物学的に規定されたものであると考えられてきました。例えば、シマウマがライオンに狙われたとき、仲間のシマウマが瞬時に危機に気づくことができるのは、狙われたシマウマに生じた情動、おそらく恐怖や怒りのような強い情動が即座に仲間に伝わるからだと考えられます。情動的共感は、生物由来の危険回避行動を生起させる動機づけのような働きをしているんですね。ところが、もし、認知的共感のように高度な判断や思考を伴うプロセスでしか仲間の危機を判断できないとすると、ライオンの走るスピードにはかなわないわけで、判断している その時間に殺されてしまいます。

こうした事例からは、情動的共感がいかに強く、インパクトをもって、すばやく私たちに経験されるかということ、そして、だからこそ、私たち自身が自分の情動が起きないようにコントロールすることはできないのだということがよくわかります。誤解を恐れずに大まかに分ければ、情動的共感は生物学的に規定された動物的なもの、認知的共感は理性的なものであると思ってもらうとよいと思います。

生物学的に規定される情動的共感は、かなり生得的なものでもあります。生まれもった素質・

特性に左右されるようで、もともと情動的共感が強く生じる人もいれば、そうではない人もいます。生まれもって情動的共感が強く生じる人では、情動的共感がケア行動を開始する動機づけになっていると考えられます。困っている認知症の人に気づいて、すぐにケア行動をとれるということになります。では、情動的共感が強く生じない人はどうでしょうか。ケアの現場に行くと、そうした共感性の低いスタッフにどうやって共感性を高くしてもらったらよいかという話がよく出てきますが、生得的な影響が強いことを考えると、情動的共感を本人の努力で高めるのは難しいということになるでしょう。つまり、スタッフ自身ではどうにもならないものとして情動的共感をとらえる必要があります。そこで大切になってくるのが、認知的共感です。

認知的共感の働き

認知的共感は、認知機能を働かせて思考し、判断する処理が関わっている高度なプロセスです。少しわかりにくいので、より深く理解するために、具体例を通して考えていきましょう。例えば、認知症の人への支援場面で、情動的共感が苦手な介護職員でも適切な声かけができていることがあります。これは、情動的共感だけに頼らず、認知的共感を働かせたからだと説明できます。つまり、介護職員自身が身につけた認知症ケアに関する知識をもとに、自分の認知機能を使って思考し、認知症の人の主観を推論して、「このケア、関わりが適切だ」と判断して行われた結果だと考えられます（後出の**図2-6**を参照）。このように、認知的共感は、相手の立場になって相手の視点を理解するという、第1章で紹介した「サリーとアンの課題」で確かめることのできる「視点取得」にあたります。

認知的共感は、知識の獲得や認知的なプロセスの理解によって向上が可能です。認知症のことをまったく勉強していない人と勉強した人とでは、認知症の人の心を理解するときに、やはり正確性が違ってきます。認知症について、認知機能の障害である、病識が低下する、見当識が障害される、などを知識として知っていることで、推測が少し正しくなる、共感する中身が正しくなっていきますので、かなり努力によって変えることができるわけです。

ちなみに、生活歴の把握も、認知的共感に影響があると考えられます。認知症の男性が施設のトイレにトイレットペーパーを突っ込んでいつも詰まらせてしまうということで悩んだ介護職員が、生活歴を改めて確認したところ、その人が長年、昆布を洗う仕事を生業にしていたとわかったことがありました。「そうか、トイレットペーパーは、昆布だったんだ！」――。こうやって生活歴を把握することで、認知症の人の主観（ここではトイレットペーパーを昆布だと思って一生懸命洗っているという本人の内的な経験）をより正確に理解していくプロセスに、ケア提供者の認知的共感を反映させていくことができます。ただ、ここで気をつけなくてはならないことがあります。生活歴を把握して、「トイレットペーパーは昆布だったんだ！」と推測して介護職員がガッテンしましたが、「もしかしたらこの推測は誤っているかもしれない」という疑いをもっていることがケアには必要だという点です（34ページ）。「これが本人の思いだ！」と早合点して突っ走ると、落とし穴にはまったり（57ページ）、えせパーソン・センタード・ケア（90ページ）になってしまいます。大切なことは、自分の推測に疑いをもち、本人に尋ねて推測内容を確認したり、ケアの反応を見るなどして、本人の真の思いに近づく努力をしていくことです。

このように、認知症ケアにおけるケア提供者の共感は、情動的共感がケア行動の発動に向けた動機づけに、認知的共感は共感内容の正確性に寄与していると考えられます。

（5）共感する側は共感内容に影響されて行動を決める

本項では、共感している側の人、認知症ケアの現場におけるケア提供者に目を向けてみることにしたいと思います。まず最初に、「家に帰りたい・・・・」と落ち込んだ表情を見せる認知症のAさんを目にしたときの三人の介護職員、Bさん、Cさん、Dさんの心の中を覗いてみましょう（図2-6）。

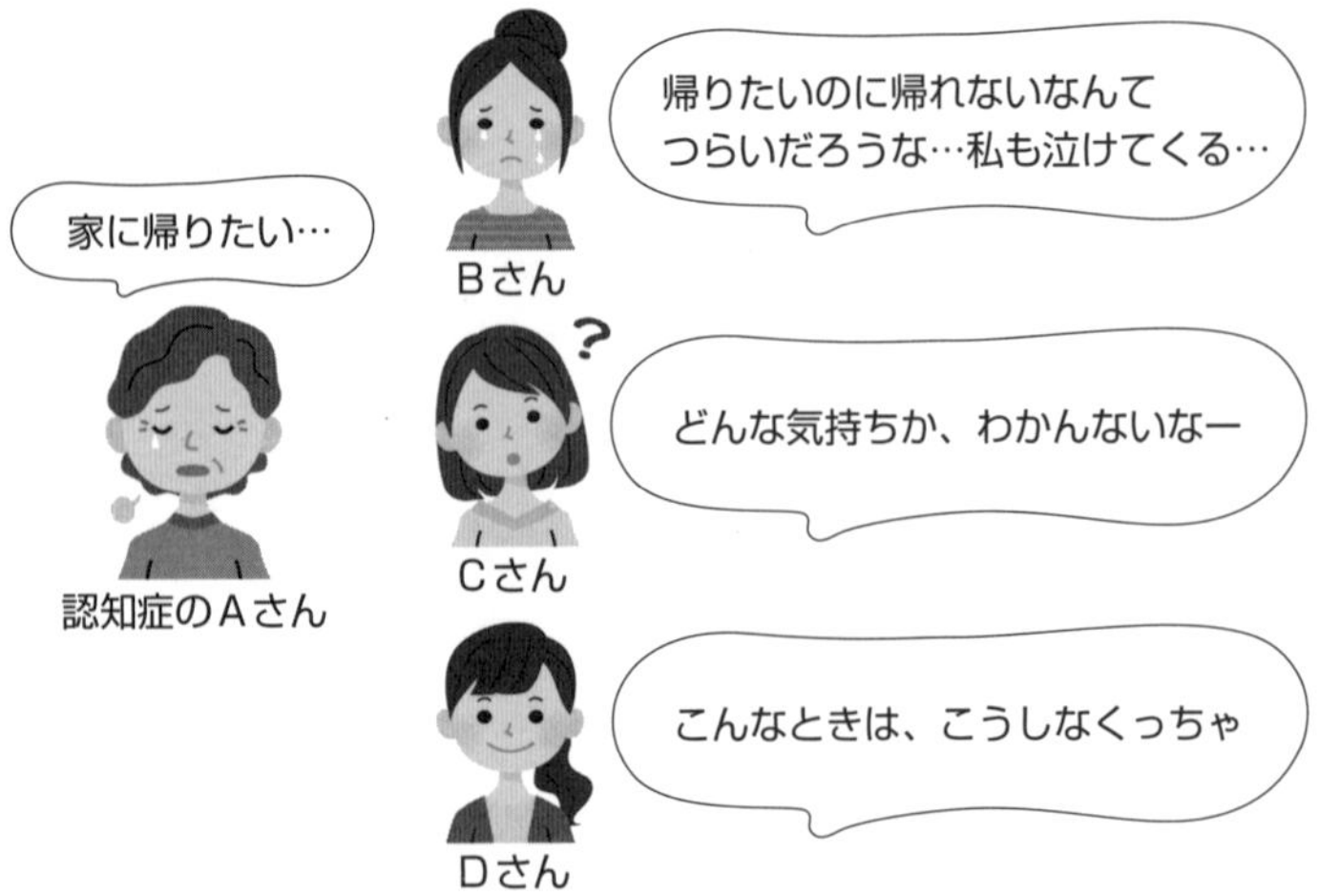
家に帰りたい…
認知症のAさん
帰りたいのに帰れないなんて
つらいだろうな…私も泣けてくる…
Bさん
どんな気持ちか、わかんないなー
Cさん
こんなときは、こうしなくっちゃ
Dさん

図2-6　三人の介護職員の心の反応と行動
同じ認知症のAさんの表情を見ても、介護職員それぞれの心の中に浮かぶ思いは異なる。

Bさんは、「帰りたいのに帰れないなんて、つらいだろうな、泣けてくる」というふうに思って、「どうされたんですか？」とAさんに声をかけました。

Cさんは、Aさんの様子を見ていてもまったく何も感じないので、そのままAさんの横を通り過ぎました。

Dさんも、Cさんと同様にあまり感じるものがありませんが、認知症ケアの経験が長く、この状況ではどのように関わればAさんが落ち着くかを知っているので、「どうされたんですか？」と声をかけました。

ここで、三人それぞれの認知症の人への関わりを振り返ってみます。

Bさんは、相手の感情についての共感性が比較的高く、共感した内容に基づいて声をかけています。Cさんは正反対で、感情についての共感性が極めて低く、Aさんの悲しい気持ちにまったく気づけず、関わりませんでした。しかし、同じように共感性が低いDさんは、認知症ケアの知識や技術をもっているので、このような状況の認知症の人にどのように関わるべきかを知っていて、その対応も身につけています。そのため、Aさんの感情について考えなくても、その状況を見て、自分がとるべき行動を判断して、Bさんと同じように声をかけたのです。

この三人の介護職員の認知症の人への関わりは、人の共感性とケアの関係をよく表しています。

感情についての共感性が高いBさんは、最も介護職員として望ましいように見えます。前項で見たように、情動的共感はケアを始める上での動機づけになると考えられるので、Bさんのように情動的共感性が高い人は、いわゆる「よく気づく人」として、気づきからすぐにケア行動に移すことができる人だといえるでしょう。ただ、「共感の正確性は確かめられない」という、これまで見てきた共感の特徴をふまえると、落とし穴もあることに気がつきます。Bさんが共感した内容は、認知症のAさんの主観そのものとは違う。その不確実性にBさんが気づいているかどうかが問題です。BさんがAさんに共感したとしても、それを確信するのではなく、観察を怠らず、仮説検証の考え方に基づいてケアをよりよいものにしようとするとき、Bさんのケアは最も望ましいものになるし、共感性の高さも生きてきます。逆に、もしBさんがAさんの主観を〝確信〟してしまったら、単なる独善的なケアに陥ってしまうことでしょう。

Cさんのように、相手の感情にまったく気づけないという人もいます。情動的共感には生まれもった特性が関わっていると考えられていますので、Cさんに「相手の感情にもっと気を配って」と言っても、Cさん自らがそれを変えるのはかなり困難なことのようです。

ところが、Cさんと同じように相手の感情に気づきにくい特性をもっているDさんは、共感性の高いBさんと同じケア行動をとることができています。なぜでしょう。Dさんは、Aさんの感情に共感することはあまりできなくても、認知症についての知識を学習して身につけ、それに基づいてAさんをよく観察し、情報を得て、感情ではなく認知的にAさんの〝主観〟を推測したからです。つまり、認知的共感性は、ある程度努力によって向上させることができるというわけです。

感情の共感性が高いのはBさんで、それが低いのがCさんとDさんなわけですが、それでも、Aさんへの関わり方はBさんとDさんで同じです。Aさんにとっては、ケア提供者が心の中で共感できるかどうかが大事なのではなく、実際にどのようにケアされるかが重要です。ですから、ケア提供者が仮に認知症の人の気持ちがわからなくてもちゃんと対応できることは、ケアをする上ではやはり大切なのです。

先ほど見たように、Dさんは感情については共感しにくい特性があるようですが、認知的な努力によって知識を増やし、観察して、ケア能力を上げています。共感する内容には「知・情・意」があるのですから、感情に対する共感性だけではなく、知や意、つまりAさんの認知や意向についても理解を深めているわけです。このときの、共感を情動的共感と認知的共感に分けて考える心の中でどのようなことが行われているかについては、このあと、もう少し詳細に見ていきたいと思います。

それから、ケアと共感についてもう一つ。これはおまけですが、Aさんに対して、「帰りたいのに帰れないのはつらいだろうな」と共感はしているけれども、同時に「ざまあみろ！」と思っているような特殊な場合があります。これは、ケア提供者としてはちょっと論外に思えるかもしれませんが、認知症の人への虐待などのケースでは、介護者にこのパターンが起きている可能性があります。このように、人が苦境に陥ったのを見て喜びを感じることを専門的にはシャーデンフロイデ（Schadenfreude）といって、よく研究されています。相手の心に何らかの共感を経験しても、それに対する自分の心の反応は「嫉妬」や「怒り」といったネガティブなものであるこ

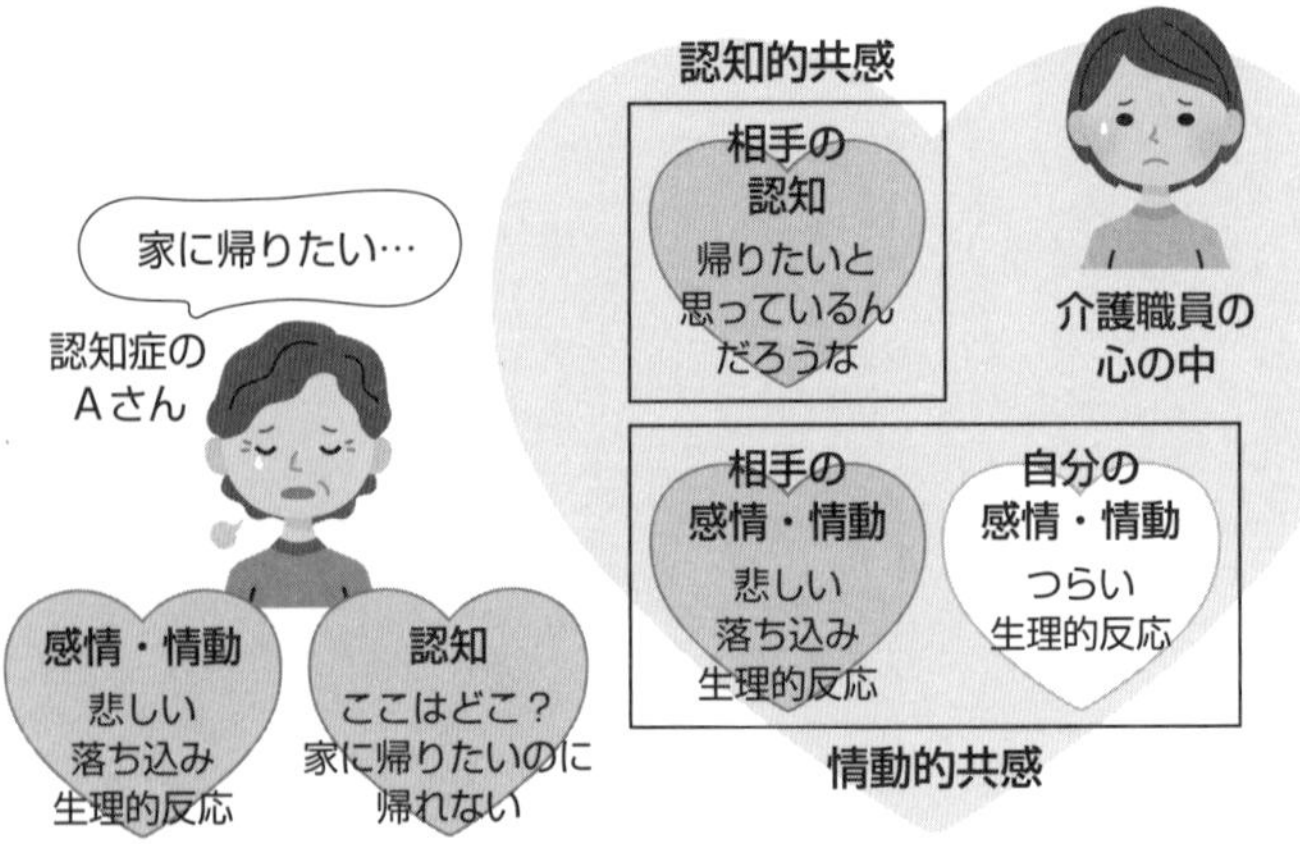
認知的共感
相手の
認知
帰りたいと
思っているん
だろうな
介護職員の
心の中
家に帰りたい…
認知症の
Aさん
相手の
感情・情動
悲しい
落ち込み
生理的反応
自分の
感情・情動
つらい
生理的反応
感情・情動
悲しい
落ち込み
生理的反応
認知
ここはどこ？
家に帰りたいのに
帰れない
情動的共感

図2-7　認知症の人への共感場面における介護職員の心の中

とも当然あります。Aさんに共感できても、いや共感したからこそ、ケア提供者自身の心がそれに反応し、いわゆるブラックな対人関係を形成してしまうことがあるということ、そして、ストレスが大きいなどの特異な状況下では、誰にでもシャーデンフロイデが起こる可能性があることを知っておいてほしいと思います。つまり、ケア提供者の共感性がケアにとってよい効果をもたらすためには職場環境も重要であり、過剰なストレスの中での共感性の高さは、時にシャーデンフロイデのような心性をケア提供者に作り出し、虐待にまで発展していく可能性があるわけです。

今度は、認知症の人への共感について、支援する側の介護職員の心の中をもう少しミクロに覗いてみましょう（図2-7）。

先ほどの認知症のAさんですが、「ここはどこ?」「家に帰りたいのに帰れない」と状況を認知しており、「悲しい」という情動を経験しているとします。これらはいずれもAさんの主観です。このAさんの主観を介護職員が理解するプロセスを見ていきます。

介護職員はAさんの主観を直接見ることはできません。最初に介護職員に伝わってくるのは情動的共感、つまり感情です。しかし、その感情には、Aさんの感情の部分もあれば、それに反応した自分自身の感情の部分も含まれていて、それらがごちゃまぜに伝わってきます。また、情動的共感は生理的反応を伴うので、悲しいという感情とともに、腹部の重さや胸苦しさ、のどが詰まった感じなどの苦痛が介護職員に生じます。介護職員は、自身に生じたこれらの心身の変化をきっかけとして、認知症の人を観察したり、話しかけて反応を見たりして、認知症の人の主観に関わる情報を認知的に収集し、認知症の人が経験している認知や感情の意味を理解しようとします。これが認知的共感のプロセスです。

このように、介護職員がAさんの主観に共感するときには、通常、情動的共感と認知的共感の二つに分けて理解することができます。

さて、いずれにしても、介護職員には、伝わってくる感情が自分のものかAさんのものかあまり区別がつかないまま、「きっとAさんはこんな気持ちだろう」と何らかの内容が共感されます。

もちろん、これはAさんの主観を１００％表しているものではありませんが、それでも何らかの共感内容に基づいて、介護職員はその後の行動を決めることになります。

相手が困っている、苦しんでいると知れば、援助しようとする動機づけが高まることも多いでしょう。発達心理学の社会性発達の研究では、１歳半ごろまでは、泣いている別の子どもがいると一緒に泣いてしまう子どもが多いのに対して、２歳ぐらいになると、それがなぐさめようとする行動に変化することがわかっています。他者のネガティブな心の状態に共感し、それがきっかけとなって援助行動に結びつくことは、確かに納得できるところがあります。そもそも介護の仕事をはじめ、対人援助に関わる仕事に就こうとする人は、やはり困っている人を助けたいという動機づけも高いことが多いですし、そうした援助の志向性と熱意のある人がやりがいを感じるのだと思います。そう考えれば、多くの介護職員が利用者から「ありがとう」と言われることでやりがいを感じるのは当然のことでしょう。

ただ、共感すれば誰もが援助行動をとるわけではありません。成人の場合、苦境に陥っている人がいても、本人に原因の一端があると推測されるような場合、援助行動を起こす人は少なくなることもわかっています。先に示したシャーデンフロイデも、相手の社会的地位が高い場合には生じる確率が高くなるとする研究もあります。しかし、ここで注意しなくてはならないのは、これらの研究が日常場面での援助行動を扱っているのに対して、認知症ケアでは援助自体が仕事であり、ケア提供者はそれが求められる立場にありますから、少し状況が違うということです。認知症の人に対する共感性が高くても、いや、だからこそ、自分がつらくなりすぎるのでその場から立ち去ったり、見なかったふりをしたりする、というようなこともあるかもしれません。また、そもそも情動的共感が極めて高い人は相手と同じ感情になってしまうので、自分が仕事として何をすべきかについての判断が不適切になって、巻き込まれたり、バーンアウト（燃え尽き）してしまうのかもしれません。

反対に、**図2-6**のところで示したDさんのように、共感しなくても援助行動をとれることもあります。共感しにくい人は、確かに、自ら気づいて適切なケアを提供するということが最初は難しいかもしれません。しかし、認知的な学習はできるので、「認知症の人がこういう表情をしているときは、この仕事では、助けてあげなくちゃいけないときなんだよ」と、根気よく実際の業務の中で伝えていくと学習し、自分で判断できるようになっていきます。認知的共感は努力によって向上でき、共感の正確性を高めることができますが、情動的共感だけを頼りにしたケアやその指導は、人によってはうまくいかず、また、共感の正確性を高めることも難しくなってしまうのです。

こうしたことをあわせて考えると、介護職員が認知症の人に共感することで、支援しようとするケア行動への動機づけが高まるので、やはり、共感性と援助の志向性が高い人は、ケア提供者としては有利だといえるかもしれません。ただ、これまで見てきたように、「共感すればよいケアができる」ということは必ずしもいえないわけですので、ケアの質の向上のためには、共感の正確性を高めることが必要です。そして、ケアの正確性には認知的共感が関係していて、こちらは本人の努力で向上させることができる部分があります。例えば、いわゆる介護過程（情報の収集・分析をもとに目標をもって介護を実施・評価すること）や仮説検証の考え方に基づいた観察と推測などの知識・考え方の習得は、認知的共感の正確性を高めることに貢献すると思います。ですから、情動的共感があまり得意ではない人も、認知的共感を向上させることができれば、適切なケアを提供できる可能性が十分にあるわけです。

(6) 共感されることによって人は心理的安定を得る

認知症ケアにおける共感の最後の特徴として、「共感された」と思うと人は心理的な安定を得る、という点を挙げたいと思います。これも、先ほど紹介したロジャースが指摘したものです。ロジャースは、カウンセリングでクライアントがそれまでになかった気づきを得ていく過程に

表2-2　クライアントのパーソナリティ変容のための必要十分条件（ロジャースによる）

1. 二人の人が心理的な接触をもっていること。
2. 第1の人（クライアントと呼ぶことにする）は不一致の状態にあり、傷つきやすく、不安な状態にあること。
3. 第2の人（セラピストと呼ぶことにする）は、その関係の中で一致していて、統合していること。**〈純粋性・自己一致〉**
4. セラピストは、クライアントに対して無条件の肯定的配慮を経験していること。**〈無条件の肯定的配慮〉**
5. セラピストは、クライアントの内部照合枠を共感的に理解しており、この経験をクライアントに伝えようと努めていること。**〈共感的理解〉**
6. **セラピストの共感的理解と無条件の肯定的配慮が、最低限クライアントに伝わっていること。**

ついて、多くの研究業績を残しました。中でも、クライアントが自ら気づきを得るために、カウンセリングの場に求められる条件を六つにまとめたことは有名です（**表2-2**）[*1]。この中で、対人援助のために必要な、援助者に求められる三つの態度として、純粋性（自己一致）、無条件の肯定的配慮、共感的理解が説明されているわけですが、最後の項目では、いくら援助者がその態度をもっていても、そうしていることが相手に伝わっていなければ、クライアントに心理的な変化が起きないことが書かれています。

いくら共感していても、また、その内容がある程度正しいとしても、そのことが相手に伝わっていなければ確かに意味がありません。

例えば、心の中で「あ、この人の気持ちわかる!」と思っていても、能面みたいな顔をしていたら相手に伝わらないわけです。では、どうして「わかった」ということを伝える必要があるのかというと、普通、人というのは、他者に自分の気持ちをわかってもらえたと感じると心が安定し、前向きになり、自分のもつ力を発揮しようとするからです。このような、本人が力を発揮し、自己実現に向かう傾向を、ロジャースは「実現傾向」と呼び、人は誰でも生まれながらにしてこの実現傾向をもつと説明しています。ロジャースが示した理論の中核は、この実現傾向をクライアントに発揮してもらうにはどうしたらよいかを説いたものです。ですからロジャースは、一生懸命クライアントを観察し、ビデオにとって記録して、どのような支援者のふるまいがクライアントに効果をもたらすのかを研究しました。その研究の中で明らかにされてきたものが、現在、多くの対人援助技術などで傾聴のスキルとして紹介されています。目を自然に合わせること、あいづちを打ち、相手の話の腰を折らず、発話をそっと後押しするように声をかけること、などです。つまり、現在の面接技術の基本となっている対人スキルは、いわば自分の共感の努力を相手に伝えるための行動だということができます。

認知症の人では、認知症のせいで本来その人がもっている可能性を発揮できないことが多くあり、実現傾向が本当はあるにもかかわらず、表面的に見ると、投げやりで生きる気力をなくしてしまったかのような状況にあることが多いものです。だからこそ、ケア提供者や周囲の人々がこれらのスキルをもって認知症の人に関わることができれば、認知症の人の実現傾向を引き出すことができると考えられます。共感したことは積極的に相手に示す、相手に共感していることがわかるような行動をとるのが大切で、それが認知症ケアの基本技術だと思います。

一方、技術は異なる目的でも使えてしまいます。このことを利用しているのが、先ほど例に挙げた詐欺を働く人たちです。まったく共感していないかもしれないけれども、相手を安心させようとして「おばあちゃん、どうしたの？」と話を聞いて、この人は信用してもよい人だと思わせるわけです。ケア提供者の中に詐欺師はなかなかいないでしょうが、ただ残念なことに、ケアの場面でも似たようなことが起きている場合があります。例えば、認知症の人が自分たちに手をかけさせないようにするために技術を使うことが認知症ケアだと、ケア提供者が勘違いしているときです。つまり、認知症の人が自分たちに迷惑をかけないことを、よいケアの結果として誇りに思っているような場合です。先ほど例に挙げた、夜間に施設で歩き回っている認知症の高齢者への声かけの場面でもそうですが、認知症ケアに限らず、対人援助の基本は、相手の主観に関心を寄せること、相手の存在や価値を認めることから出発しますから、技術だけを悪用するのでは、詐欺師と同じです。少し、言葉がすぎるでしょうか。

逆にいえば、共感し、相手の主観に関心を寄せているのならば、それをしっかり表現するスキルをもつ必要があります。共感していても、それを表現する技術がないケア提供者では、意味がありません。ですから、認知症の人の心の安定を図るという目的では、共感してますよ、少なくともこういうふうに理解しているんですよ、理解しようとしているんですよ、ということを認知症の人に伝えるプロセスを、認知症ケアの現場においてきちんと行う必要があります。相手は認知症で認知機能の障害をもっていることを考えれば、認知症の人の視野の端っこでケア提供者がいくら笑顔を見せてもダメなわけです。ちゃんと正面で向き合って、きちんと相手がわかる表情を作ることができるということが、認知症ケアのプロとしての基本姿勢です。ユマニチュード®などはこうしたやり方を体系化したものではないかと筆者は考えています。

共感の育成

介護人材の育成は日本の極めて大きな課題です。特に認知症の人はこれからもしばらく増加して高止まりする時代が続くことがわかっていますから、認知症の人に適切に関わることができる介護職員の育成について、国をあげて頑張る必要があると筆者は思っています。

認知症の人の主観は、病気の進行に伴って徐々にわかりにくくなります。主観があるのに、それを表出するための機能が徐々に低下するからです。そのため共感することも難しくなりますし、共感してもその正確性はさらに低下します。だからこそ、認知症ケアは難しく、認知症の人の主観やその理解である共感について、考えざるを得なくなるのです。

そこで、認知症ケアの現場で、新人の介護職員の、認知症の本人の主観を理解しようとする態度や共感をどのように育成していくかについて、筆者のいくつかの研究成果とともに紹介したいと思います（**表2-3**）[*2]。

この本を手に取った読者の皆さんは、認知症ケアにおいては主観とか共感というテーマが重要であると、うすうす感じていると思います。きっと、ケアを実践する中で、認知症の人の主観をどうしたら理解できるのか、と真摯に向き合っていることでしょう。そんなふうに、まずは共感と認知症ケアの接点に興味をもってもらい、共感への知的理解を深めることが大切です。

ここまで本章で見てきたのは、共感というのは努力によって変えられる認知的共感と生得的で変えにくい情動的共感があるということ、共感したと思ってもそれが正しいかどうかは実は永遠にわからないということ、共感とひとくくりにいっても、情動的共感や認知的共感などのように

表2-3　認知症ケアにおける共感の育成

◎共感についての知的理解を深める
＊情動的共感と認知的共感に分けて考える。
＊情動的共感はそれ自体、自然に起こるので止められない。認知的共感は努力によって向上する。
◎多様な解釈可能性の検討ができるようにする
＊例えば、認知症ケアにおいて認知症の人の「気持ち」を考える場合、一つの答えだけではなく、多様な考えを思いつくことができるようなトレーニングを行う。
◎教育の順序に配慮する
導入教育：仕事への基本的態度／経験学習・仮説検証による他者理解／職場の育成に対する支援
基礎教育：自己志向の共感をしないこと／曖昧さをそのままにしないこと／正当な評価
発展教育：他者志向の共感を目指すこと
※基礎教育から目指しても効果が期待できない。

もう少し区別してとらえるほうがケアの上で有用だということ、などです。こういった〝知識〟は、私たち認知症ケアに携わる者を助けてくれます。

　なぜ知識が助けになるのでしょうか。それは、例えば、なかなか認知症の人の気持ちがわからず、ケアがうまくいかないというときに、「相手の気持ちがわからない」ということでケア提供者が落ち込む必要がなくなるからです。もともと共感した内容は正しくないかもしれないし、相手の感情が万一わからなくても、認知的共感の努力をして支援できる可能性があるわけですから、そこで支援者が自分を責める必要は絶対にありません。

福祉系の資格養成課程では、教条的に相手の立場になることが強調され、専門職だから共感するのが当然とばかりに、共感できないことがひときわ責められることもあるように聞きます。そして、やっかいなことに、どうしたら正しい共感ができるようになるかは教科書に書いてありません。それはそうですね。だって、共感した内容は常に確かめられないのですから。そう考えると、共感できないことに悩むなんて、どれほどナンセンスなことかわかります。

いくら共感してもその内容が正しいとは限りませんから、だからこそ、「多様な解釈の可能性を検討する」ことには慣れる必要があります。同じ表情を見て、いつも一つの答えしか考えられないようだったら、違うことを想像してケアすることができません。「この人は今、悲しそうな顔をしているけれど、こういう理由かな、それとも別のこういう理由かな?」と複数の可能性を考え、それをひとまずのケアの仮説として実践してみる。ケアの結果が新たな情報になってケアを修正していく。そういう仮説検証のプロセスがケアには必要です。共感の知的理解が進むと、結果として、認知症ケアにおける多様な解釈や仮説検証プロセスの重要性について理解が深まるでしょう。

共感に関する知的理解を深め、多様な解釈ができるようにすることに加えて、「教育の順序」も、共感の育成においては大切な要因であるらしいことがわかっています。**表2-4**に示したの

表2-4　調査結果に見る自己志向の共感と他者志向の共感の認知症ケアへの影響

介護職員の職層	ケアに影響する要因	認知症の人へのよいケア		
		①適切なコミュニケーション	②先の見通しをもった関わり	③長期的見通しをもった計画的支援
初任者	**他者志向の共感**			
	自己志向の共感	**−**	**−**	
	経験学習と達成動機	＋	＋	＋
	仕事に対する基本的態度	＋	＋	−
	職場からの支援・教育	＋	＋	＋
	内発的動機づけ		＋	
	外発的動機づけ		＋	＋
リーダー	**他者志向の共感**	**＋**	**＋**	
	自己志向の共感	**−**	**−**	**−**
	仕事に対する基本的態度	＋	＋	
	職場からの支援・教育		＋	＋

表中の−は負の影響、＋は正の影響がそれぞれ有意にあることを示す。

は、見通しをもった認知症ケアを提供する上で、ケア提供者側のどのような要因が関係しているのかを明らかにするために、全国の介護職員１２１２名を対象に調査・分析した結果です。[*2] この調査では、質のよいケアに必要な他者理解に至る他者志向の共感と、自分の心の反応を混在させた自己志向の共感に分けて、ケアとの関係を検討してみました。その結果、職階層によって共感とよいケアの関係は違うことがわかりました。

一般介護職員（初任者）が、見通しをもった質の高い認知症ケアを行うためには、職場からのしっかりした支援や、経験学習、仕事への誠実な態度と並んで、「自己志向の共感」をしないことが重要だという結果でした。一方、「他者志向の共感」はケアの質の高さにあまり影響を与えていなかったのです。これは筆者にとって驚きの結果でした。他者志向の共感が大切だろうと思っていたのに、一般介護職員ではケアの質に影響がないという結果が示されたからです。しかし、リーダー層を見ると、こちらでは他者志向の共感がしっかりとケアに影響するという結果が得られました。

この結果は大変興味深いものです。つまり、認知症の人への共感について、一般介護職員ではリーダー層が行っている「他者志向の共感」を行おうとしてもあまりケアには意味がなく、まずは「自己志向の共感をしないこと」によってケアの質を上げることができるわけです。それがリーダー層では、「他者志向の共感」ができることがケアの質のよさに結びつくように変化していくと考えることができます。

この調査結果をふまえると、認知症ケアの経験の浅い職員に「他者志向の共感」について教えることは、実は難しいのかもしれないと想像されます。他者志向の共感の意味を理解し、認知症ケアの質によい影響を与えるためには、まずは「自分だったら、と考えないようにすること」から出発する必要がありそうです。他者志向の共感のためには、相手を理解しようとするときに「自分」を介在させないようにする訓練がいる。それは言い換えれば、認知症の人をよく観察し、その結果を確信せずに柔軟に関わることで、相手の心を推測するための判断材料を増やし、推測の正確性を上げていく必要がある、といえそうです。

教育の方法として、時々、「自分がそんなふうにされたらどう思うか」を問いかけるようなものがありますが、少なくともこれだけでは、認知症の人の主観を知ろうとする、ケアに役立つ共感の姿勢は身につかないと考えられます。「自分なら・・・」と考えることは、共感のように相手の主観に向き合うことではなく、自分の心と向き合うことにほかなりません。これは偽りの共感、自己志向的共感です。そこで、自分に引きずられて共感してしまうこと（共感したと思っても実際は自分の心の状態が強く影響している状態）をまずやめてみる。共感の育成の出発点は、まずはここからのようです。

そして、リーダーになってくると、はじめて他者志向の共感、つまり、これまで説明してきたような、相手の主観を理解しようとする共感がケアの質の向上に生きてくるというところにたどり着きます。相手の主観を理解しようとするとは、いったいどのようなものなのか。実践の中で共感をどのように生かしていくかについては、次の第3章で解説するパーソン・センタード・ケアが目標になるのではないかと思います。

おわりに

ここまで共感について六つの特徴に分けて見てきました。共感というキーワードは魅惑的ですね。筆者がケアと共感についての研究を進める最初の動機づけとなったのは、「共感ってなんだろう？」という素朴な疑問と共感という現象の魅力にかられたことでした。心理学者は心の現象について疑問をもつところから問題意識が生まれ、それを批判的に思考することで研究を続けます。ですから、ケアと共感の関係についても、「ケア提供者は相手に共感するべきである」という、介護や福祉、看護などの領域ではある意味自明と思われているようなことについて、その前提自体を懐疑的に思いながらここまでやってきました。


「共感なんて、本当はできないのではないか」

「共感なんて、できたと思っているだけじゃないか」

「共感しても、ケアはうまくいかないんじゃないか」

こう書いてみると、自分がとても冷たくて嫌なヤツのように思えてきました（笑）。

ですが、こうして整理してみると、共感という現象があるからこそ、ケアを提供する人たちはケアを動機づけられ、ケアの対象者と喜怒哀楽を分かち合い（情動的共感）、利用者の状態の改善やよい変化を喜ぶことができる。それがケアの仕事のやりがいとなっているし、バーンアウトを防いでいるのだと感じました。こうした情動の共有に関するテーマは、地域包括ケアシステムの構築の上では、実は大きなキーワードになるのではないかと思っています。地域で暮らすということは、情動を地域の人と共有することを含んでいそうな気がするのです。

また、その一方で、認知症ケアでこれまで大切だといわれてきた、観察や仮説検証の考え方も、共感内容の正確性の向上という点から再整理することができました。

今後も、この領域での研究を少しずつ進めたいと思いますが、そのためにも、認知症ケアに携わる者同士が共感について相互に議論するときには、「共感」という用語をどのように定義づけ、どのような意味合いで使っているのかを確認し合いながら、精緻化していく努力が必要だと感じています。今はまだ、用語を使う人それぞれが、日常用語としての共感を気ままに使っています。しかし、そのことが、「共感した」と言えばそれで許されるような、言ったもん勝ちのケア状況を作り出しているようにも思うのです。きちんと定義できるところまで頑張って考えること、研究すること、それが研究者としての使命だと思っています。

読者の皆さんが、共感とケアに興味をもち、認知症ケアの実践や研究に少しでもヒントを得てくれたら嬉しく思います。

＊1　Rogers CR：The necessary and sufficient conditions of therapeutic personality change. J Consult Psychol 21（2）：95-103（1957）

＊2　北村世都ほか「小規模多機能型居宅介護における〝見通しをもった認知症ケア〟への影響要因の検討」第17回日本認知症ケア学会大会ポスター発表（2016）

第3章

認知症の人の経験を探る

水野 裕

認知症ケアにあたっては、認知症の人が自分の認知障害や生活障害をどのように受け止めているかを読み取り、その人の立場になって、その内的体験を理解したうえで対応するのが基本です。しかし、これまで見てきたように、本人の気持ちというものは他者にはわからず、推測することしかできません。認知症の人の気持ちをより正確に推測していくためには、仮説を立て、検証し、判断の材料を増やしていくことが必須となります。

本章では、こうした仮説検証を行う際の一つの方法として、認知症の人の発するサイン（認知症の人のすべての言動や、表情、行動）に着目し、心理的ニーズをとらえ、本人の経験に迫る試みについて、パーソン・センタード・ケアとの関係から解説していきたいと思います。

判断と根拠

「○○さんの調子、どうですか？」「とってもいい状態で、落ち着いていていますよ」——認知症ケアの現場でよく交わされる何気ないやり取りで、何も問題はなさそうに見えます。しかし、「この人はよい状態です」と言ったとき、実は、この人の〝経験〟は示していません（**表3-1**）。第

表3-1　「よい状態」の意味するもの

＊本人の「経験」を示していない。
＊私たちの「評価」である。
＊一瞬、一瞬、私たちは、いろいろな判断や評価をしつつ、ケアをしている。

表3-2　漠然と「よい状態」と思うリスク

＊「雰囲気を感じる」のは、〝思い込み〟という危険をはらんでいる。
　　例：「この人は、こう思っているに違いない」
＊〝根拠のない推論〟をしている危険がある。

2章でもふれたように、認知症の人の気持ち、本人がしている経験は私たちにはわからないわけです。私たちがこうした言葉を口にするとき、深くは考えていないと思いますが、実際には「評価」を行っているといえます。一瞬、一瞬、私たちは様々に考え、「危ない」とか「怒ってるな」といった評価をしつつ、ケアをしているわけです。

私たちがとらえることができるのは、本当は、目にするものや聞こえてくるものだけです。でも、「笑っているけど心の中では泣いているんじゃないか」「怒っているけど悲しいんじゃないか」というふうに、雰囲気を感じて判断してしまうことがあります（**表3-2**）。こうした思い込みが当たっていればよいかもしれませんが、やはり根拠のない推論をしている可能性があります。

表3-3　パーソン・センタード・ケアでいう「よい状態」

ある時間の経過の中で、肯定的な経験が否定的な経験に比べ、より多くを占めていること。

パーソン・センタード・ケアの実践の中でも、こうした雰囲気を感じることで相手の側に立とうと言っている人たちも多いような気がします。ただ実際は、本人の経験はわからないわけです。そこで、何を判断の根拠として考えていくべきかという話になります。

ちなみに、パーソン・センタード・ケアで「よい状態」とは、「ある時間の経過の中で、肯定的な経験が否定的な経験に比べ、より多くを占めていること」と定義づけられています（**表3-3**）[*1]。例えば、1時間の中で、周りから認められているといった肯定的な経験が、やりたいことを止められているなどの否定的な経験に比べて多いのがよい状態だとしているわけです。

表3-4　表情と行為

肯定的な経験をしていれば	否定的な経験をしていれば
表情は生き生きとし、何かに関わろうとする。	不快な表情で、何もしなくなる。

サインと心理的ニーズ

認知症ケアの現場で私たちが見ているものは、認知症の人の表情、言動や行動、つまり、認知症の人の発する「サイン」です。そして、**表3-4**に示すように、その人が肯定的な経験をしていれば、表情は生き生きとしたものになり、何かに関わろうとするはずです（「よい状態のサイン」）。逆に、否定的な経験をしていれば、当然、表情は不快なものになるでしょうし、また、イライラして、怒ったり、抵抗したりしたとしても、最後は、あきらめてしまい、周囲に関心を示すこともなく、何もしなくなるだろうと考えられます（「よくない状態のサイン」）。私たちが観察をするときには、このように感情的な側面と社会との関わりの側面という、二つの面をとらえていると思います。

認知症の人の内面をより正確に推測するには判断材料がたくさんあったほうがよいわけですが、パーソン・センタード・ケアでは「心理的

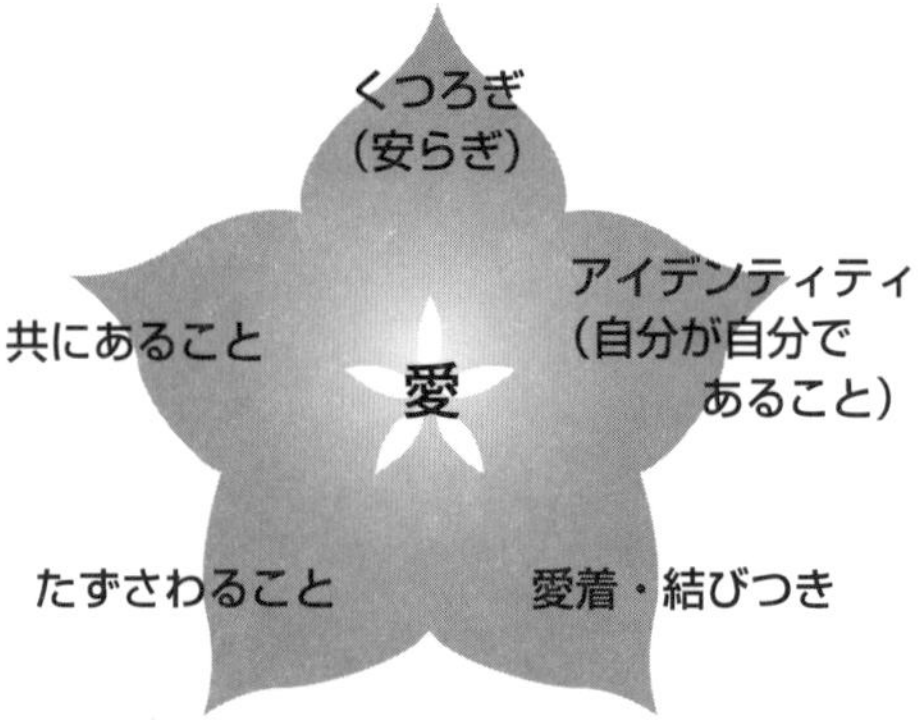
くつろぎ
（安らぎ）
アイデンティティ
（自分が自分で
あること）
共にあること
愛
たずさわること
愛着・結びつき

図3-1　心理的ニーズ
誰もがこうした肯定的な経験を求めているはずと考える。

ニーズ」というものを設定して、認知症の人の発するサインとの関連を探ります。この心理的ニーズというのは、パーソン・センタード・ケアを提唱したトム・キットウッドが言ったもので、すべての人は、こういうものを求めているし、認知症の人も、どんなに重度になっても、変わらず、求めているに違いないという仮説です（**図3-1**）[*2]。例えば、「くつろぎ（安らぎ）」であれば、暑すぎたり寒すぎたりするよりは心地よい室温が適しているに決まっているし、「共にあること」であれば、自分の属するグループの輪に入ったほうがよいだろうし、「愛着・結びつき」であれば、慣れ親しんだ服装といったものを求めているだろうということです。中心となるニーズは「愛」ですが、これは原語のLOVEを訳したものですので、ちょっと日本人にはなじまないかもしれません。その意味するところは、やはり、一人の人間として自分が認められている、尊重されている、自分に価値があるというふうに思ってほしいというような気持ちだと思います。

私たちは、自ら、これらの心理的ニーズを満たしたり、訴えたりすることができます。しかし、認知症になると、自分だけでこれらを適切に満たすことが徐々に困難になるため、よりその重要性は増していると考えられます。したがって、適切にサポートを受けることができれば、いつまでも「自分は認められている」と感じるでしょうし、逆に、適切なサポートを受けることができなかったり、また悲しいことに、もしそれらを無視されたりすれば、「自分にはもう価値がない」と思ってしまうでしょう。

よい状態のサインとよくない状態のサイン

パーソン・センタード・ケアによるアプローチの第一歩は、サインを観察することです。**表3-5**[*3]にいくつか挙げたのは、肯定的な経験となる可能性を秘めているサイン、よい状態にある

表3-5　肯定的な経験となる可能性を秘めているサイン

＊自己主張をしている	
＊緊張がない（リラックス）	例えば・・・・
＊創造的な自己表現	○ウンチを壁に塗っている。
＊役に立とうとする	○他の車椅子を押そうとする。
＊交流を自分から始める	○何度も、こちらに来る。
＊感情を表現する	
＊愛情や好意を示す	
＊自尊心を示す	

ようなサインです。「自己主張をしている」というのは、文句だろうがなんだろうが何かしら言ってくるということです。「緊張がない（リラックス）」というのもよい状態のサインです。「創造的な自己表現」とありますが、これは何かを作り出そうとしていることを指しています。作り出すものによいも悪いもありませんので、例えば、ウンチを壁に塗っているということも、そのまま放っておくのはよくないですが、一応、よい状態のサインの一つだろうと考えます。それから、「役に立とうとする」というのがありますが、例えば、自分で車椅子を操作するといったことです。これも、その行動が介護する側にとってよいことか、困ったことかというのは別な話です。「交流を自分から始める」というのも同じです。とにかく、こうしたサインは、対応によっては肯定的な経験となる可能性があるわけです。

表3-6[*3]に挙げたのは逆に、否定的な経験をしているか、

表3-6　否定的な経験をしているか、そうなる可能性があるサイン

＊退屈・無気力	
＊身体的な苦痛	例えば‥‥
＊こわばった身体	○誰とも関わらない。
＊不快感	○ずっと目を閉じたまま。
＊不安	○身体を揺すり続ける。
＊恐れ	
＊引きこもり	

そうなる可能性があるサインです。ただボーッとしていると か、なんらかの苦痛を感じている、身体がこわばっているなどが挙げられます。例えば、誰とも関わらない、ずっと目をつむっている、身体を揺すり続けるというのは、おそらく否定的な経験をしているか、あるいは、それがどんどんひどくなってしまう可能性があるサインだろうと考えます。

ただ、気をつけなくてはいけないのは、どちらのサインも、よい状態あるいはよくない状態を経験しているだろうという、外から見た推測でしかないということです。サインを観察しても認知症の人の本当の気持ちはわからないわけですが、パーソン・センタード・ケアではサインを一応、決めてあるというわけです。

サインを設ける意味

では、なぜ、推測でしかなく、当たり前とも思えるサインを一覧にしておく必要があるのでしょうか（**表3-7**）。認知症ケアの現場で、認知症の人が何かを言ってくる、何かをやっているというのは、普通に考えればよい行動だとわかるかもしれません。しかし、誰もが同じように判断するとは限りませんので、サインをリストアップしておくことで、自分たちの判断・評価の危うさを制御しようという目的があります。

客観的に相手を見ることは至難のわざです。当然、私たちは人間であって、機械ではありませんので、体調による好不調やイライラの感情といった、自分たちの気分を通して相手を見ています。誰かと喧嘩して「なんだ、あのバカ野郎！」とむしゃくしゃした気持ちでいるときと、何か嬉しいことがあって気分がよいときとでは、見

表3-7　サインを一覧にしておく理由

＊私たちの「判断・評価」の危うさを認識する。 ＊〝客観的に相手をみる〟ことは、至難のわざであると自覚する —— 私たちは体調・感情・気分を通して、相手を見ている。 ＊キーワードとして常に意識できるようにしていれば、より冷静にサインだけを見ることができる。

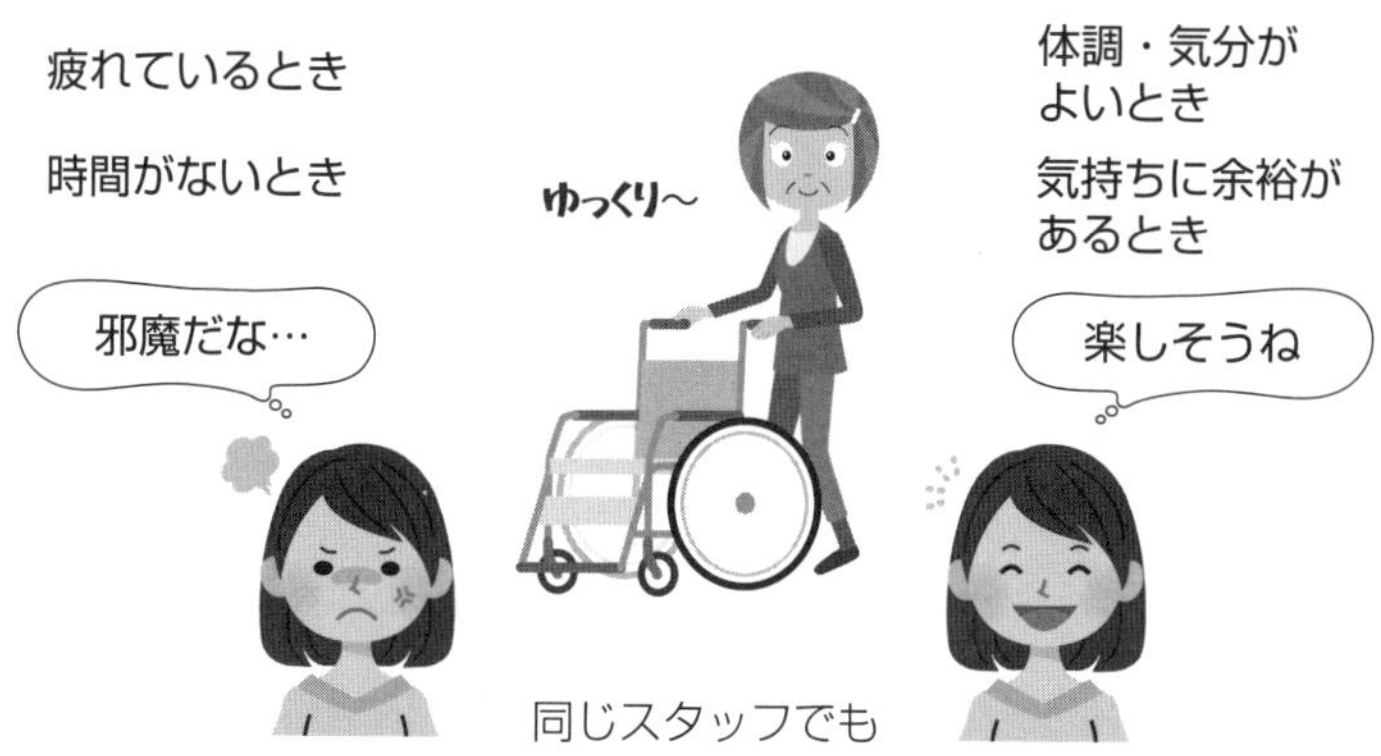
疲れているとき
時間がないとき
ゆっくり〜
体調・気分がよいとき
気持ちに余裕があるとき
邪魔だな…
楽しそうね
同じスタッフでも

図3-2　同じ人が同じ行動を見てもいろいろな感じ方をすることがある

えてくるものも違うわけです。ですから、例えば、入所者がゆっくり車椅子を押しているのを見たとき、体調や気分がよかったり気持ちに余裕があれば「楽しそうだな」と思う一方で、疲れていたり時間がないと「邪魔だな」と逆の反応をしてしまうことがあるのです（**図3-2**）。ですから、そうした感じ方のズレをなくすために、判断のよりどころとなるキーワードを自分の頭で意識していることが大切になります。一覧表として頭に入れておけば、例えば、認知症の人が何かを作り出そうとしてぐちゃぐちゃになっていても、「ああ、困ったな」と思うのではなく、創造的な自己表現としてこういうサインを示しているんだな、何かよい状態を秘めているんだなと客観的に理解できます。

認知症の人の表情や行動を常にキーワードに照ら

して意識できるようにしていれば、私たちがイライラしていようが、冷静にサインだけを見ることができます。それが、認知症ケアマッピング(dementia care mapping：ＤＣＭ)にもつながっていきます。

観察のプロセス

認知症の人を観察するプロセスについて解説する前に、よくある「えせパーソン・センタード・ケア」について述べておきたいと思います。

図3-3に挙げた一つ一つの知識は正しいものです。認知症の程度を考えなくちゃとか、脳の障害として失見当の有無はどうかとか、どういう服は着られないのかとか、健康状態や性格も考える必要があるといったこと。それから、生活歴が大事だとか、この人は子どもが多いから苦労してきただろうとか、昔の女の人だから旦那さんを立てるように敬語を使ったほうがいいだろうといったことですね。どれも間違っていません。そして、パーソン・センタード・ケアにおいては心理的ニーズが大事だということで、自宅で使っていたお茶碗を持ってきてもらおう(愛着・

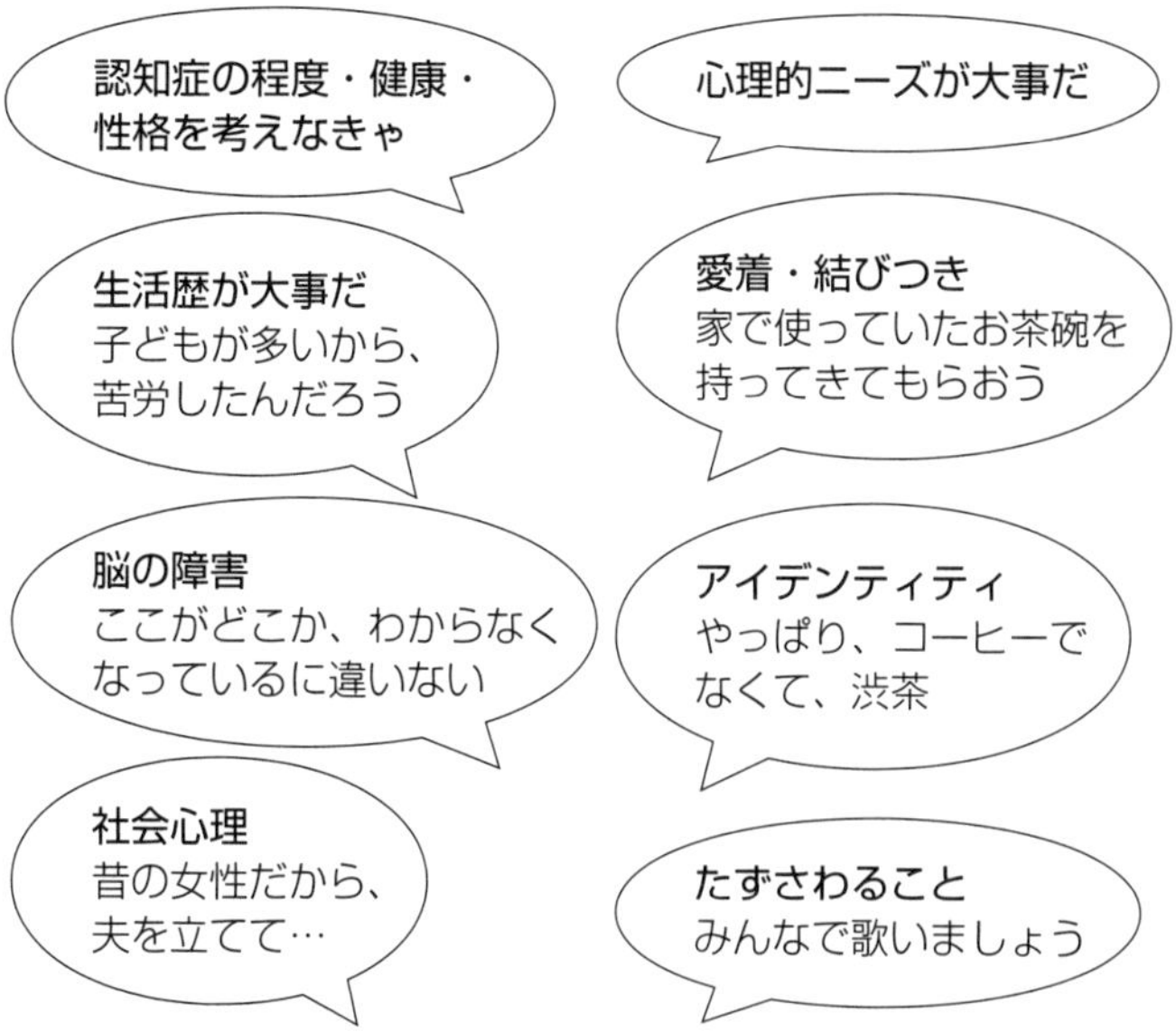
認知症の程度・健康・性格を考えなきゃ
心理的ニーズが大事だ
生活歴が大事だ
子どもが多いから、苦労したんだろう
愛着・結びつき
家で使っていたお茶碗を持ってきてもらおう
脳の障害
ここがどこか、わからなくなっているに違いない
アイデンティティ
やっぱり、コーヒーでなくて、渋茶
社会心理
昔の女性だから、夫を立てて…
たずさわること
みんなで歌いましょう

図3-3　よくある「えせパーソン・センタード・ケア」
一つ一つの知識は、間違っていない。

結びつき）とか、昔の人なんだからコーヒーじゃなくて渋茶を出すべきだ（アイデンティティ）といったことも、すべて正しいわけです。

「えせ」としたのは、こうした、今、示しているサインからではない情報から始まってしまうことが間違っているという意味です。サインから必要な情報を集めるのではなく、こういう生活歴なのだから今やるべきことはこれだというふうに逆転してしまっている。もちろん、こうした知識は知っておいたほうがよいわけですけれど

✕ **事前に入手している情報からプランを作成する**

「堅実な主婦で、手料理が好き」

→　調理プログラムへの参加

○ **今、本人が示している行動をサインとしてとらえる**

「お堅いニュース番組を一生懸命に見ている」

「料理よりも、パイプ椅子を触ったり、動かしている」

⇩

今のサインから出発して、それに関係していそうな、心理的ニーズ・各種要素（健康状態・性格など）から、本人の経験に迫ろうとする。

図3-4　「今、何を経験しているか？」から探る

今、本人が示しているサインからしか、「本人の今の経験」にはたどり着けない。

も、そこから介護する側の対応を作り出してしまわないように注意する必要があります。あくまでも、観察されたサインから本人の今の状態を考えてケアするのが基本です。

認知症の人が何を経験しているかは、今、本人が示しているサインからしかわかりません（**図3-4**）。例えば、入所中の高齢女性について「堅実な主婦で手料理が好きだった」という情報があったとします。その人が、毎日、真面目なニュース番組を一生懸命に見ていたり（理解している、いないは別の話です）、パイプ椅子を動かすことに没頭していたりしても、入手している情報から、とにかく、料理が好きだろうから、調理プログラムに参加してもらおうという流れでプランを作るからおかしくなるわけです。パーソン・センタード・ケアでは、この、パイプ椅子を動かすことに没頭して、集中しているという行動を、一つのサイン（この場合は、よい状態のサインのうちの「創造的な自己表現」）としてとらえます。真面目なニュース番組を一生懸命に見ていることも同じことです。これらの行動を見て、本人が何を経験しているかを想像するためには、観察されるサインから出発して、それに関係していそうな心理的ニーズ、健康状態や性格といった各種要素から、情報を取っていく必要があるわけです。入手している情報から、一足飛びにアプローチにいくのではなく、サインからニーズ（本人の想い、世界）をとらえる努力をし、次ページの**図3-5**に示した、認知症の状態に影響を与えているいくつかの要素を検討しながら、アプローチを検討すべきです。自分たちが事前に手に入れた知識・情報からいくと間違ってしまうことが往々にしてあります。

観察できるサインから心理的ニーズを考えるということについて、例として、苦痛に満ちた不安な表情で歩き続けている、一般に、徘徊といわれるケースを考えてみましょう（**図3-5**）。よく徘徊には目的があるといわれますが、周りの人にはそれが何かはわかりません。このような場合、先ほどの例のように、その人が主婦だとかの、入手している情報から考えるのではなくて、

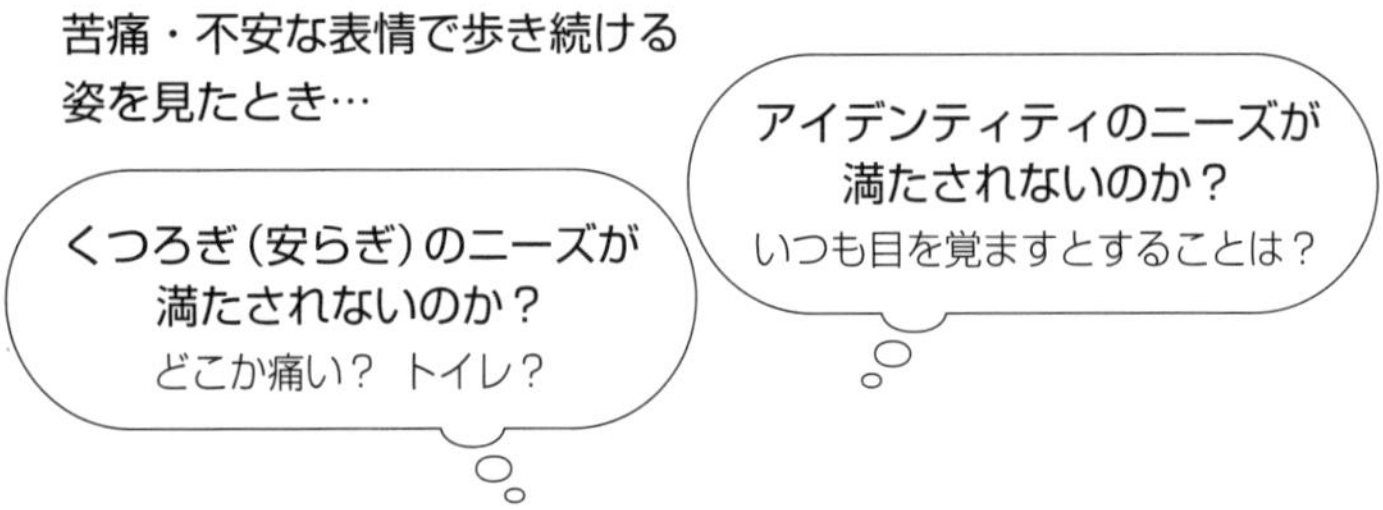
苦痛・不安な表情で歩き続ける
姿を見たとき…
アイデンティティのニーズが
満たされないのか？
いつも目を覚ますとすることは？
くつろぎ（安らぎ）のニーズが
満たされないのか？
どこか痛い？　トイレ？

こうした心理的ニーズと照らし合わせていったうえで、
下記の要素を考えていく。

認知症＝NI＋H＋B＋P＋SP
NI（neurological impairment）＝脳の障害
H（physical health）＝身体の健康状態
B（biography）＝生活歴
P（personality）＝性格傾向
SP（social psychology）＝社会心理

図3-5　観察できるサインから心理的ニーズをもとに、本人が今、何を体験しているかを考える

やはり今、示しているサインから探っていくべきです。重度の人であればなおさらです。パーソン・センタード・ケアでは、心理的ニーズというものは、どんなに重度になっても、あると考えていますから、例えば、体調面（「くつろぎ（安らぎ）のニーズ」と呼ぶ）であれば、どこか痛いのかな、トイレに行きたいのかなといった推論からアプローチしていきます。また、「その人らしさ」と呼んでいるアイデンティティがうまく満たされていないんじゃないかということも考えられます。こうした

心理的ニーズと照らし合わせていったうえで、**図3-3**のところでも知識として挙げた、脳の障害、身体の健康状態、生活歴、性格傾向、社会心理という五つぐらいの要素について、考えていきます。このように、今あるサインから順番に考えて、ひもといていくわけです。

根拠のある推論

パーソン・センタード・ケアは、その場で感じる雰囲気から相手の内面を判断するのではなく（共感が正しいとは限らない）、表情と行動、行為というサインをもとに、心理的ニーズというある種の根拠に基づいて、その人が今どのような経験をしているかに迫ろうとするわけです（**図3-6**）。心理的ニーズに合わせてアプローチをしてみて、よい状態のサインが増えたら、仮説は間違っていなかったと判断します。そういうある種のよりどころをもってスタートすれば、介入によって、たとえよい状態のサインに変換されなくても、いわゆる勘や経験則でやっていないという点で意義があります。

よくある対応として、「むやみに歩き回っている人がいたら、お茶を出して落ち着いてもらいサイン（表情・行動）から、その人が今、どんな経験をしているかに迫ろうとする。

↓

＊たとえ、それで、よい状態のサインへと変換されなくても（心理的ニーズが満たされなくても）、**勘でやっているより、意義はある。**

＊考えた心理的ニーズが間違っていたのなら、**別の心理的ニーズをもとに、新たなアプローチを考えればよいだけ。**

図3-6　パーソン・センタード・ケアの進め方

ましょう」というのがあります。もちろん、それでうまくいくことがあるのかもしれません。そういうハウツーが手持ちにたくさんあれば、それなりにいろいろなケースに対処できるかもしれませんが、逆にいうと、うまくいかなければそこで終わりです。

サインをもとに心理的ニーズを考え、なおかつ、生活歴や性格などの要素をふまえてアプローチしてみようとなれば、数えきれないぐらいの発想、推論が出てきます。それらに基づいて介入して、よい状態にいったとなればそれでよいし、逆によい状態が増えなかったら推論が間違っていたわけですから、別の切り口からやり直せばよいわけです。この点をもってパーソン・センタード・ケアの限界だという言い方をする人がいますが、推論が間違っていただけなので、別の心理的ニーズだったかもしれないということでアプローチを変えればよいだけの話です。根拠となるサインや心理的ニーズを明確にしたうえで推論しているからこそ、うまくいかなかった地点まで戻れるわけです。

まとめ

心理的ニーズを満たすことで「その人らしく」暮らせるようにケアすることが、パーソン・センタード・ケアの基本理念です。ですから、まずは本人のサイン（表情・行為）をもとに、心理的ニーズという根拠をもって、「どういうふうに思っているんだろう？」「よい状態にあるだろうか？」と推察していきます。その際、私たちは体調や気分によって同じ行動を見ても判断が変わりますから、判断のよりどころとなるキーワードを一覧表（**表3-5**）にして意識しましょうということです。これは、観察記録をとっていくときにも役立ちます。**表3-5**に挙げたようなサインを示している場合は〝よい状態である〟と意識して記録をしていくと、観察者が「困ったな」「嫌だな」というような負の感情を抱いていても、評価上は〝よい〟ばかりになるというふうに、観察する側の気持ちと記録内容が乖離することがあります。しかし、それは、サインを負の感情

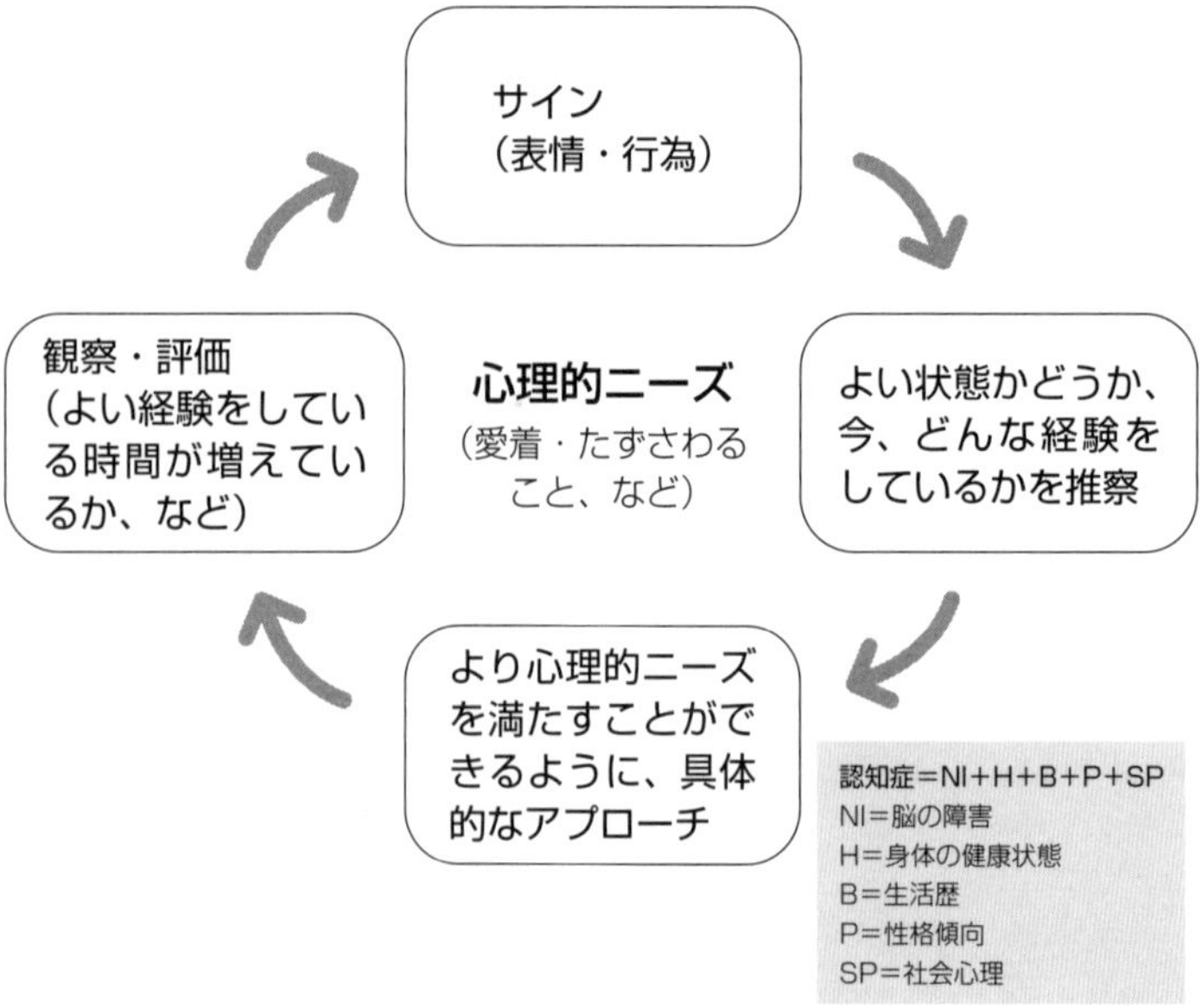
サイン
（表情・行為）
よい状態かどうか、今、どんな経験をしているかを推察
より心理的ニーズを満たすことができるように、具体的なアプローチ
観察・評価
（よい経験をしている時間が増えているか、など）
心理的ニーズ
（愛着・たずさわること、など）
認知症＝NI＋H＋B＋P＋SP
NI＝脳の障害
H＝身体の健康状態
B＝生活歴
P＝性格傾向
SP＝社会心理

図3-7　「その人の立場に迫る」の真の意味

抜きに評価し、状況を客観視できているという証拠でもあります。

　その次に、心理的ニーズが損なわれていればそれを満たす、あるいは、満たされている心理的ニーズをさらに伸ばすにはどのようにアプローチするかを考えようという段階になります。実はこの段階で初めて、脳の障害や健康状態について考えるべきなんです。この前の段階を省略して、ここからいきなり始めてしまうと、ちょっと押しつけのプランになるのかなと思います。

　ここまで順序を踏みながら進んできて、評価になります。これはサイン、つまり表情と行為を観察することで行うわけですけれども、よい状態が増えればある程度マッチしていたと判断して、もっと伸ばそうと進めていきます。よい状態が増えなければ推論が間違っているわけですので、推論を変えて再アプローチします。

認知症の人のケアにおいて、「その人の立場になって考える」ということがよくいわれますが、ここまで見てきたように、本人の心理的ニーズを常に念頭に置きながら、サインの観察に始まりサインの観察に終わるサイクルの繰り返しが、その人の立場に迫るということの真の意味だと理解しています（**図3-7**）。

＊1　ドーン・ブルッカーほか（水野 裕・監訳）『ＤＣＭ（認知症ケアマッピング）マニュアル：第8版（日本語版第5版）』認知症介護研究・研修大府センター、10頁（2011）

＊2　ドーン・ブルッカーほか（水野 裕・監訳）『ＤＣＭ（認知症ケアマッピング）理念と実践：第8版（日本語版第5版）』認知症介護研究・研修大府センター、28頁（2011）

＊3　ドーン・ブルッカーほか（水野 裕・監訳）『ＤＣＭ（認知症ケアマッピング）理念と実践：第8版（日本語版第5版）』認知症介護研究・研修大府センター、39頁（2011）

第4章

明日からのケアに向けて

山口 晴保＋北村 世都＋水野 裕

ここまで、真のパーソン・センタード・ケアを実践するには、どのような認知的な基盤が必要なのかについて述べてきました。第1章では、メタ認知と病識について解説しました。第2章では、共感には大まかに情動的共感と認知的共感の2種類があり、そのうちの認知的共感力を育てていくことがケアでは必要であることを説明しました。第3章では、サインから本人の心を推測する意義とともに、その推測が必ずしも正しいかどうかはわからないことを自覚する大切さについて解説しました。

本章では、筆者らによるディスカッションと質疑応答を通じて、パーソン・センタード・ケアについての理解をいっそう深めてもらえればと思います。

ディスカッション

水野　ある程度進行したアルツハイマー型認知症の人が、「奥さんが最近、暗い顔してるんだよ」と言ってくることがあります。一種の笑い話かもしれませんけど、この旦那さんが夜中に起きて、いろいろなことをするから、介護者である奥さんがうつ的になっているわけです。このケースのように、自分のことは見えていない、認識できていないけれども、他人や家族といった第三者の表情を読むことがありますね。

山口　自分のメタ認知能力（病識）は低下しているのに、ちゃんと他人の様子を見ることができるのはどうしてなのかといえば、一つは、自己の認知は他者の認知よりも難しいというか甘くなるという点があります。他者の異変には敏感でも自己の異変には鈍感という特徴です。それともう一つ、他人の状態を評価するとき、認知症になっても、相手の非言語情報から情動を感知する能力は保たれていることがあると思います。

水野　メタ認知が低下する、つまり自覚がなくなると受診拒否につながるということでしょうか？　受診拒否については、自分自身で「何かおかしい」とうすうす思うからこそ抵抗するというパターンが結構あると思うんですよね。

山口　確かに病識低下だけでは説明しきれない点がありますね。病感をもっていることに加えて、おそらくもう少し複雑な思い、つまり、本人の中に認知症というものに対するスティグマ（病気を恥や不名誉に思う気持ち）があって、そういうところの葛藤が受診拒否につながっているという面もあるかと思います。

北村　共感でも情動と認知の2種類があるのと同じように、私たち心理学者も、情動と認知についてはかなり別のものとして見ています。認知症は基本的に認知機能が低下する病気ですので、やはりその認知の側面が低下してきますけれども、情動というのは動物由来のものなので、実はなかなか壊れにくいんですね。脳の機能的に言っても壊れにくい。むしろ認知症の人は、認知機能が低下する分、情動に頼って状況を理解するようになるでしょう。ですから、他人の顔色に情動的に反応することは、おそらく認知症の人にも相当できています。そのため、介護者がネガティブな顔をして対応していると、それが全部伝わってしまうということが起きているのかなというふうに思っています。

山口　認知症の人のサインを読むときにも通じる話ですが、認知症の人はウソをつけなくなったり、こちらが言ったことを字義通りに解釈しますよね。例えば、不満に思えばそれをストレートに顔に出す傾向があると思います。そういう点では、一般の人よりもむしろ認知症の人を相手にしたときのほうが、認知的共感がしやすいのかなと感じています。

北村　そうだと思います。私たちは、例えば怒っているときに、状況によっては怒りの表情を出さずにポーカーフェイスを作ることができます。どうしてかというと、一瞬にして湧いてきた情動を周囲に合わせてコントロールする抑制機能という認知機能が働くからで、それによって、対人関係が大きく壊れないようにすることができるわけです。けれども、認知症の人はこの抑制機能が低下してきている状態なので、ストレートに感情が出てくる。ですから、そこをうまくとらえてケアに生かしていくことができると、非常に有用だと思います。

水野　今の話に関して、重度の人で感じるんですけども。よく、「怒りっぽくなったので安定剤をください」ってなったときに、僕も先ほどの理解に近いんですけど、それこそ抑制というものが減ったので、やはりストレートにバンと出るんじゃないか。だから、逆に、バーンと怒るというのは問題だとされるけど、「急に笑ったり、音楽が流れて手をたたいたりしません？」って聞いてみると、そうなんですよね。だから、よく興奮っていうんですけど、結局、そういうハードルがちょっと低くなった人が、キャー嬉しいっていうのも増えるんですよね。それでケアがうまくやれるかどうかはまた別ですけど。

そんなふうに感じました。何でも安定剤で対処ではないですよね。

山口　私も同感です。易怒性など認知症の人の表すサインを、薬で抑えたい困った行動としてとらえるのではなく、その行動に隠された本人の意図や感情を推測して適切に対処することこそが、認知症ケアの本筋だと思います。

山口　サインの観察についてなんですが、推測してもわからないときに、一つの方法として本人に聞いてみるという手があると思います。基本は、わからなかったら聞いてみようというのが一番だと思うんですが。そうでないケアの例を結構よく聞くんです。この人は演歌が好きなんじゃないか、この歌手が好きなんじゃないかって一生懸命推測して、その音楽をかけるんだけど、本人は喜ばない、みたいなね。そんなの、何が好きなのか、誰が好きなのか、さっさと本人に聞けばいいじゃないかなって思ったりすることもあるんですけど。その点とパーソン・センタード・ケアについて、いかがでしょう?

水野　今日は、相当重度な人、もう、聞かれたことに適切に答えられないぐらいの人を想定して話してきたんですが、症状が重くなっても、おそらく本人に聞くことは大事です。よく説明するんですが、本人に聞くということは僕たちにとって二つの意味があって、一つは「これが好き？」「どれがいい？」って、本人に選んでもらうものですね。もう一つは、受け答えが出なくなったような人でも、「こうしますか？」と本人に声をかけるという意味です。実際にはなかなか伝わっていないかもしれませんが、どんなに症状が重くなっても、自分に声をかけてもらっている、この人が私のことをわかろうとしてくれているんだということは感じているのではないか、と思っています。よくある、本人はもういろいろとわからなくなっているので、相手を見ないで片手間に聞くという対応ではなくってね。本人から見ると、自分が無視されていない、自分のほうを見て、聞いてもらっているんだと感じられることが大事だと思っています。

山口　認知障害が軽かったら、なるべく、まず本人に聞きましょうよということですね。重度になっても、こちらが聞こうとしているという態度自体が相手を思いやっている、大切にしているというメッセージになるわけですね。

質疑応答

《質問1》病識のない認知症の人にも病識をもってもらったほうがいいのか、悩みます。もの忘れなどをつらく思う本人の気持ち、病感に寄り添っていく対応だけでは不十分なのでしょうか?

山口　その認知症の人は、自分について「何かおかしい」という感覚をもっているという意味で、病感はもっているんですよね。でも、「自分の認知機能がどれだけ落ちているのか」というメタ認知のところで問題がある。つまり、自分の認知機能が正常なのか、それとも年相応に落ちているのか、あるいは周りの同年代の人に比べてすごく落ちているのかというところでは、ちゃんとした認識をもっていないわけですよね。

でも、本人がそういう状態にあっても、ハッピーに生きていってほしいですよね。そのことを考えるとき、私は、比較的初期であれば、認知機能が落ちているという事実を本人にある程度理解してもらったうえで、例えば、記憶力が悪くなっていたらメモ帳を使えばいいじゃないかとか、道がわからなくなっていたらスマホでGoogleマップを使えばどこでも行きたいところに行けるよ、みたいな支援をしていくことで、認知症のネガティブな面をポジティブな方向に変えられるほうがいいのではないのかなと思っています。いつまでもそのへんをうやむやにしているのも優しさなんですが、私はどちらかと言うと、いろいろできなくなっていることを本人に気づいてもらって、ただし、気づくからこそ、そこに代償手段があるんだっていう支援ができたらいいんじゃないのかなと逆に思うし、そういう支援をしていきたいなと思っています。

水野　おそらく、今、紹介されたようなやり方が正しいんでしょうね。できなくなっていることを認識してもらって、そのサポートをする。でも、微妙に違う解釈か、ちょっとわかりませんけれども、僕たちが学んできた一つの理想は、本人に、たとえ自覚はしていなくても、以前のようにやっているんだと思ってもらうことです。例えば、前のように料理を作っているんだと思えるように、作ってないけれども、周りの人が思わせてくれる。だから、実際には、やろうと思ってもうまくできなくてシュンとなっちゃうんだけど。それをなんとなくやっているような気分にさせるのは、周りの人が何か、道具を変えるのかちょっとわかりませんけれども、説明してわからせるのではなくて、本人は普通に前のようにやっているつもりでいくと。これが最高だというふうに一応なってくるし。確かにそうすると、身体能力も含めてほとんどうまくできなくなっても、おそらくその人は最後の最後まで、今まで通りの自分だと思えるのではないか。その点で、パーソン・センタード・ケアは、亡くなる最期まで、可能だと思っています。ただ、それも実証はできないので、やってみて、例えば、その人が嬉しそうに何か飲めば、叶えられたんだろうと。自覚をしなくても、おそらく、本人は昔のように生きていると思っている。そういうふうにもっていけたら、グッドと言いたい。そういうのがあります。

山口　ということで、私とは少し考えが違うと（笑）。でも、若年性認知症でいろいろなところで発信している人たちって、やっぱり自分が認知症だという自覚はちゃんともっていて、そして、いろいろなことが困難だと認識していますよね。その中で、自分なりに考えて、アドバイスを受けたりして、なんとか自分で行きたいところ行けるようにとか、工夫をしてやっている人たちだなというふうに解釈をしています。

北村　今の話題は、例えば、ガンの告知の問題とすごく似ているのかなと思います。もう立ち向かうことができないということが前提で、代わりにすべて配慮してやってあげましょうという支援が望ましいのか、それとも、本人のいろいろな機能が低下していっているとしても、やはり自分で決めていく力というものをその人がもっているんじゃないかということを前提として支援するのかという違いなのかなと思います。特に軽度の認知症の人の場合は、認知機能が相当まだ保たれているわけですので、配慮しすぎて本人の判断を最初からアテにしないということよりも、むしろ認知機能の正常性に問いかけることは、チャレンジしてみてもいいのではないかなと思いました。

《質問2》病識をもってもらうことも必要かもしれませんが、最初に、認知症になってもあなたの価値に変わりはないということを本人に伝えていくことのほうが大切ではないでしょうか?

山口　その通りで、まずは信頼関係を形成するというのが基本だと思います。そして、認知症の重症度によって、本人がどれだけ病識があって理解しているのかということによっても対応は変わります。それから、本人にできないことを伝えることで、いいほうに行くか、悪いほうに行くかは、やってみないとわからないという点はあります。

ちなみに、国際アルツハイマー病協会のホームページには、何のために早期診断が必要なのかが載っていますが、それを見ると、どの項目にも「early diagnosis enable you to」とあります。早期に診断されれば、あなた（認知症の本人）はこういうことができますっていうことですね。認知症の本人に向けて、自分の状態を理解しなさいとか、自分がどんなケアを受けるかを選択しなさいとか、家族に自分の病状を説明しなさいといったことが書いてあるんです。自分は自分の意思で生きていくんだっていう考え方が、欧米の文化というか、日本とちょっと違いますよね。日本だと、「家族が何をやってあげるか」みたいな感じでしょ、基本は。そうではなくて、「本人が何をするか」というふうに主語が違うなっていうことを感じました。

《質問３》認知症ケアは他者の人生に介入していくような面もあると思いますが、そのとき、私たち支援者は、認知症の人の人生や人格をどのようにとらえていけばいいのでしょうか？

山口　私は冷たい人間なんで、基本は支援者本人が認知症の人の人生へ介入することをなるべく控え、本人が自らの人生を考えて決める、というスタンスなんですが（笑）。

水野　よく、人生歴を調べてとか言うじゃないですか。でも、80年も生きてきた人の人生歴なんか書き出せるわけもないし、本人の体験しかないわけですよ。その中でも、トピック的に本人の心に強く残ることがあったり、おそらくそれに影響されていろんな行動を起こしているだろうというのが、僕たちの前提なんです。80年の人生の中の全部が影響しているわけじゃなくて、やっぱり何か特殊な事柄がある。よくいるじゃないですか、高校のときのことばかり言う人とか。それで、よくあるのが、ある人に昔の旧姓で呼びかけたらうまくいったから、みんなに旧姓を聞きましょうなんていうやり方です。あんまりよろしくないやつですよ。どこかに書いてあるかもしれないけど（笑）。だから、こうしたやり方は、その人が、今、体験している世界は、収集した情報からではなくて、本人のサインとしてでしか出てこないとするパーソン・センタード・ケアの考え方とは、合っていないわけです。

サインっていうのは、本人がしゃべってくれれば、その人のニーズはすぐわかりますよね。でも、しゃべってくれなくても、同じなんです。だから、やっぱり、人生の中でトピック的に出てきたことがなんらかのサインとして僕たちに発せられたときに、初めてそこにアプローチができる。やっぱり、それしかできない。ただ、それだってできれば大したもの。

北村　この問題は、例えば、もう自宅もないし実家もないけど「家に帰りたい」と言う認知症の人にどう対応したらいいかっていう話と通じるのかなと思います。認知症の人に限らず、誰でも現実と向き合わざるを得ないことがあるわけです。帰りたいと言っても家に帰れないという状況は、実際に今、起きている現実なので、その現実をどうにかしようということではなく、むしろ、本人が悲しく思っていることに共感していく。認知症ケアに限らず、対人援助の基本はそこにあるのではないかと思います。受け入れがたい現実にどう折り合いをつけるのか。それは、認知症であってもなくても同じです。例えば、今これから、私が「宇宙飛行士になりたい」と言っても、それは叶わない。それでも、どうして宇宙飛行士になれないのかを懇切丁寧に説明されるよりも、周りに誰か、私の経験している悲しみという情動に興味を示し、それをわかっているというサインを出してくれる人がいるだけで、少し癒されると思います。そういう意味でも、認知症ケアにおいて、支援者が積極的に共感を示すことが役に立つのではないかと考えています。

テイクホームメッセージ

山口　今日、メタ認知っていう言葉について初めて聞いたという方、どのくらいいらっしゃいます？　はい、ありがとうございます、たくさんの手が挙がりましたね。これは大変、今日はやりがいがありました。メタ認知とか病識っていう概念が認知症のケアでとても大切だということを、私は皆さんに伝えたかったんです。それから、共感には認知的共感と情動的共感があって、それを北村先生にお話ししてもらったし、パーソン・センタード・ケアについては、水野先生からえせと本物があってということで、推論の大切さについて深い話を聞けたのもハッピーでした。

北村　認知症ケアで重視される「寄り添う」ということについて、私は少し懐疑的だったんです。共感に興味をもったのもそれが理由で、「寄り添う」と言っても、それ、本当は寄り添えていないかもしれないじゃん、と思っていました。今回、メタ認知やパーソン・センタード・ケアと、共感という現象の関係について、改めて考える機会となりました。今日のお話を通して、人の本当の「主観」はわからない、でも、わからないからこそ、認知症ケアでは、そのわからない主観に少しずつ近づく努力としての、認知的共感や情動的共感が重要なのではないかという思いを新たにしました。人の生き方やこだわりは様々です。支援者が大切にしていることが必ずしも認知症の人にとって大切だとは限らない。そのことをいつも頭の片隅に置いておこうと思います。

水野　よく、パーソン・センタード・ケアっていうと、人生歴とか性格とか、そういうものがすぐに出てきがちです。でも、本当は、その前にサインというもので、私が見ているものから推測する。根拠のない推論はただの勘なので、僕たちは心理的ニーズというものをどこかに求めているだろうっていう意味の推論を重ねてやっていくことが、パーソン・センタード・ケアだと思います。

少し、まとめて言うと、パーソン・センタード・ケアでいうケアは、こちらが与えるケアではなくて、「本人との共同作業だ」とキットウッドが言っているように、本人の意思を中心に、適切な支援をするということです。その点では、症状が軽度で、生活上の困難さを訴えることができる人には、その部分に対する支援をするし、スマホなどの機器も役立つでしょう。そして、重度になっても、一方的にすべてを代行してケアを押しつけるのではなく、言語化できないサインであっても、そこに目を向け、本人が支援してほしい部分を支援し、共に行っていくというものです。

一同　この自主企画にご参加いただいた方々、ご質問いただいた方々に深く感謝申し上げます。本当にありがとうございました。

あなたがいて
わたしがいる
あなたが鏡
わたしが映る
あなたとともに
わたしは笑顔
あなたのこころに
わたしは生きる
わたしのこころに
あなたは生きる

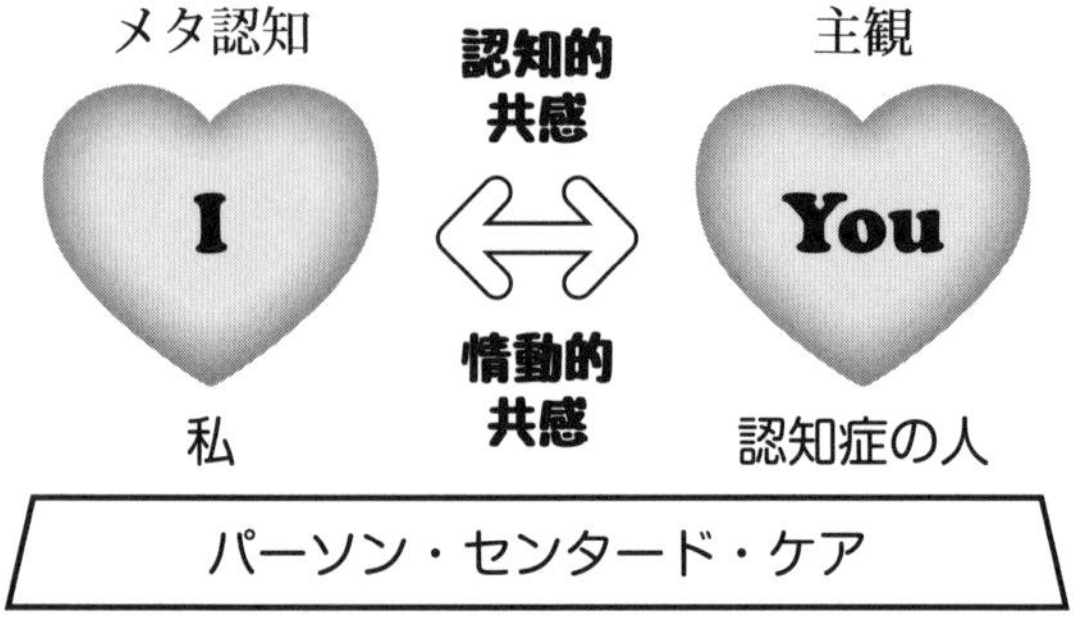

"I am not what I think I am. I am not what you think I am.
I am what I think you think I am." — Charles Horton Cooley

著者紹介

山口晴保《やまぐちはるやす》（認知症介護研究・研修東京センター センター長、群馬大学名誉教授／医師）
1976年に群馬大学医学部を卒業後、同大学院にて神経病理学を学ぶ。神経内科医として臨床・研究に従事したのち、リハビリテーション専門医となった。現在は、認知症専門医として、認知症の実践医療、脳活性化リハビリテーション、ポジティブ心理学を取り入れた認知症のポジティブケア、メタ認知・病識の研究に取り組んでいる。

北村《きたむら》世都《せつ》（聖徳大学心理・福祉学部心理学科 准教授／公認心理師）
1999年に日本大学文理学部心理学科を卒業後、もの忘れ外来や認知症家族相談などの心理臨床活動を経て、2007年に博士（心理学）取得。専門は老年臨床心理学。対人援助職の共感プロセスと支援の質の関係、地域における認知症ケアを研究テーマとし、地域包括支援センターなどへのスーパービジョン、行政の認知症家族支援の企画立案や相談業務にも従事している。

水野《みずの》　裕《ゆたか》（まつかげシニアホスピタル 副院長・認知症疾患医療センター長／医師）
1987年に鳥取大学医学部医学科を卒業後、名古屋大学精神科に入局し、主に老年精神医学を学んだ。2001年に認知症介護研究・研修大府センター研究部長に着任し、英国ブラッドフォード大学主催の「パーソン・センタード・ケアとDCM法」コースを受講したことをきっかけに、以降、パーソン・センタード・ケアの実践、教育、普及に取り組んでいる。

認知症の人の主観に迫る
真のパーソン・センタード・ケアを目指して

ISBN 978-4-7639-6037-5
2020年 7月10日 初版 第1刷 発行 ©
定価はカバーに表示

著　者　山口 晴保＋北村 世都＋水野 裕
発行者　中村 三夫
発行所　株式会社協同医書出版社
〒113-0033　東京都文京区本郷 3-21-10 浅沼第2ビル4階
phone：03-3818-2361／fax：03-3818-2368
URL：http://www.kyodo-isho.co.jp/
郵便振替　00160-1-148631
印　刷　本文・横山印刷株式会社／表紙＆カバー・こだま印刷株式会社
製　本　大口製本印刷株式会社
